W0256361

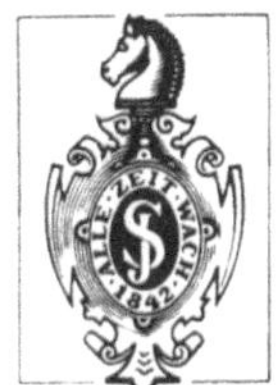
ALLE ZEIT WACH
1842

A. Hofstetter (Hrsg.)

Laser in der Urologie

Eine Operationslehre

Unter Mitarbeit von

R. Baumgartner, H.-P. Berlien, A. Ehsan, F. Frank, A. Friesen, B. Fuchs, W. Gorisch, R. Klammert, M. Kriegmair, W. Lubos, G. Müller, R. Muschter, K.-H. Rothenberger, N. Schmeller, P. Schneede, W. Waidelich, F. Wondrazek

Mit 83 Abbildungen und 7 Tabellen

Springer-Verlag Berlin Heidelberg GmbH

Prof. Dr. med. Alfons G. Hofstetter
Direktor der
Urologische Klinik und Poliklinik
der Ludwig Maximilians Universität
Klinikum Großhadern u. Innenstadt
Marchioninistraße 15
81377 München

ISBN 978-3-662-08254-6 ISBN 978-3-662-08253-9 (eBook)
DOI 10.1007/978-3-662-08253-9

Die Deutsche Bibliothek – CIP-Einheitsaufnahme
Laser in der Urologie: Eine Operationslehre / A. Hofstetter (Hrsg.). Unter Mitarb. von R. Baumgartner ... Berlin; Heidelberg; New York: Springer, 1995

NE: Hofstetter, Alfons [Hrsg.]

Ursprünglich erschienen bei Springer-Verlag Berlin Heidelberg New York 1995.
Softcover reprint of the hardcover 1st edition 1995

Satz: RTS, Wiesenbach

SPIN 10425985 21/3130–5 4 3 2 1 0 – Gedruckt auf säurefreiem Papier

Vorwort

Nihil est simul et inventum
et perfectum
(Cicero, 106–43 v. Chr.)

Mit der Einführung des Lasers in die operative Medizin und den Entwicklungen auf dem Sektor der Glasfasertechnik wurde ein wesentlicher Beitrag zum minimal-invasiven Operieren geleistet. Um die Vorteile dieses Operierens allgemein bekannt und zugänglich zu machen, wurde dieses Buch für die Urologie geschrieben. Es spiegelt die Erfahrungen von mehr als 20 Jahren Forschung und klinischer Laserapplikation wider, angefangen im Jahr 1972 mit den Studien über die Gewebewirkungen verschiedener Laser, die endoskopischen Untersuchungen mit den „Naht"-Glasfasern sowie den ersten klinischen Anwendungen im Krankenhaus an der Thalkirchner Straße, 1975/76. Dem folgte die Entwicklung der Steinzertrümmerung anfangs der 80er Jahre und der Abschluß dieses Forschungsprogramms in Lübeck Ende der 80er Jahre mit der Entwicklung eines intelligenten Laserlithotriptors (Lithognost®).

Relativ neu sind die Fortschritte auf dem Sektor der photodynamischen Diagnostik mit Hilfe lokal applizierbarer Photosensitizer – eine Entwicklung, die das Behandlungskonzept des Harnblasenkarzinoms in Kombination mit dem Nd-YAG-Laser neu gestalten wird. Das vielleicht interessanteste Konzept dürfte die interstitielle Laserbehandlung der Prostatahyperplasie und – vielleicht eines Tages – bestimmter Formen des Prostatakarzinoms sein. Nicht unerwähnt soll das ebenfalls von uns entwickelte und erstmals 1986 publizierte Vorgehen bei der Behandlung der Harnblasenbilharziose sein.

Ich widme dieses Buch den zahlreichen Pionieren der Lasermedizin und allen Kollegen, Doktoranden und Diplomanden, die mich auf diesem Wege begleitet haben. Es ist mir nicht möglich, alle zu nennen – mehr als 300 Publikationen tun dies. Es sei mir jedoch gestattet, die Pioniere namentlich zu erwähnen, die ich als Präsident der Deutschen Gesellschaft für Lasermedizin die Ehre hatte, zu Ehrenmitglieder zu ernennen bzw. die seit vielen Jahren meine Forschung unterstützen. Es sind dies:

B. Antoni (Ungarn) †
P. Ascher (Österreich),

J. Atsumi (Japan),
G. Banhidy (Ungarn),
B. Benson (USA),
K. Dinstl (Österreich).
L. Fischer (Österreich) †,
F. Frank (Deutschland),
F. Heppner (Österreich),
J. Kaplan (Israel),
E. Keiditsch (Deutschland),
P. Kiefhaber (Deutschland),
H. Müßiggang (Deutschland),
T. Maiman (USA),
T. Malloy (USA),
J. Prokohov (UdSSR),
K.-H. Rothenberger (Deutschland),
E. Schmiedt (Deutschland)
O. Schmidt (Ungarn),
A. Shanberg (USA),
J. Smith (USA),
G. Staehler (Deutschland)
R. Skobelkin (UdSSR),
Van Gemert (Niederlande),
G. Wabrosch (Ungarn)
W. Waidelich (Deutschland).

Danken möchte ich allen, die mit mir zusammen dieses Buch geschrieben haben, von dem ich hoffe, daß es seine Funktion als Schrittmacher einer neuen Operationstechnik erfüllen wird.

Danken möchte ich aber auch dem Springer-Verlag für die hohe qualitative Ausstattung dieses Buches, insbesondere aber Frau Dr. Heilmann, die ich nicht nur für das Thema begeistern konnte, sondern die mir jederzeit Hilfestellung bei der Verwirklichung dieses Buches leistete, wo dies erforderlich war.

München, im Februar 1995 *A. Hofstetter*

Inhalt

Theoretische Grundlagen

Klinik

Anhang

Mitarbeiterverzeichnis

Dr. rer. nat. R. Baumgartner
Urologische Universitätsklink, Klinikum Großhadern,
Marchioninistr. 15, 81377 München

Prof. Dr. med. H.-P. Berlien
Leiter des Fachgebietes Lasermedizin,
Klinikum Steglitz, Freie Universität Berlin,
Hindenburgdamm 30, 12203 Berlin

Dr. med. A. Ehsan
Urologische Universitätsklinik, Klinikum Großhadern,
Marchioninistr. 15, 81377 München

Dr. rer. nat. F. Frank
Sarreiter Weg 13
85560 Ebersberg

Dr. med. A. Friesen
Oberarzt der Urologischen Abteilung
des Städtischen Krankenhauses München-Bogenhausen,
Englschalkingerstr. 77, 81925 München

Dr. med. B. Fuchs
Klinikum Steglitz, Freie Universität Berlin,
Hindenburgdamm 30, 12203 Berlin

Dr. rer. nat. W. Gorisch
Düppelerstr. 20, 81929 München

Dr. med. R. Klammert
Urologische Universitätsklinik München,
Klinikum Großhadern,
Marchioninistr. 15, 81377 München

Dr. med M. Kriegmair
Oberarzt der Urologischen Universitätsklinik München,
Klinikum Großhadern,
Marchioninistr. 15, 81377 München

Dr. med. W. Lubos
Urologische Universitätsklinik München,
Klinikum Großhadern,
Marchioninistr. 15, 81377 München

Prof. Dr. rer. nat. G. Müller
Direktor des Lasermedizin-Zentrums Berlin,
Krahmerstr. 6–10, 12207 Berlin

Dr. med. R. Muschter
Oberarzt der Urologischen Universitätsklinik München,
Klinikum Großhardern,
Marchioninistr. 15, 81377 München

Dr. med. K.-H. Rothenberger
Chefarzt der Urologischen Abteilung des Klinikums Landshut,
Robert-Koch-Str. 1, 84034 Landshut

Prof. Dr. med. N. Schmeller
Oberarzt der Urologischen Universitätsklinik München,
Klinikum Großhadern,
Marchioninistr. 15, 81377 München

Dr. med. P. Schneede
Urologische Universitätsklinik, Klinikum Großhadern,
Marchioninistr. 15, 81377 München

Prof. Dr. rer. nat. W. Waidelich
Becker-Gundahl-Str. 32, 81479 München

Dr. rer. nat. F. Wondratzek
Fachhochschule München,
Lothstr. 34, 80335 München

Theoretische Grundlagen

1 Laserphysik

W. Waidelich

Der Laser ist eine neuartige Lichtquelle, die bisher ungeahnte Möglichkeiten eröffnet. Vergleichbar der vor einem Jahrhundert begonnenen Anwendung der Elektrizität, bewirkt der Laser signifikante Veränderungen, insbesondere in Medizin und Technik. Im Gegensatz zur Elektrizität existiert jedoch kein Vorbild des Lasers in der Natur. Der Laser ist ausschließlich ein Werk des menschlichen Geistes. Während Röntgen bei der Entdeckung der nach ihm benannten Strahlen sofort ihre Bedeutung für die Medizin erkannte, gab es für die erste Laserstrahlung kaum vorhersehbare Anwendungen, sie mußten erst gefunden werden.

1.1 Entwicklungsgeschichte des Lasers

Im Rahmen theoretischer Untersuchungen machte Einstein 1917 die Vorhersage, daß in einem quantenmechanischen System unter gewissen Bedingungen Verstärkung einer Lichtwelle durch stimulierte Emission erfolgen kann.

Normalerweise tritt bei der Ausbreitung von Lichtwellen nur Schwächung auf. Ursachen sind im freien Raum die Schwächung einer Kugelwelle aus geometrischen Gründen mit dem Quadrat der Entfernung sowie in nichttransparenter Materie die Schwächung durch Absorption und Streuung. Aus experimenteller Sicht schien daher die Verstärkung einer Lichtwelle nicht durchführbar.

Die Realisierung der theoretisch vorhergesagten Lichtverstärkung gelang erstmals 1960 Theodore Maiman in einem Rubinkristall. Abbildung 1.1 zeigt das Prinzip der benutzten experimentellen Anordnung. Nach Lichteinstrahlung in die Mantelflächen eines zylindrischen Kristalls mit planparallelen Endflächen trat – als Folge innerer Verstärkungsprozesse – in Richtung der Kristallachse ein Lichtstrahl besonderer Eigenschaften aus.

Die Strahlung war streng monochromatisch, gebündelt und kohärent. In Analogie zur wenige Jahre zuvor gelungenen Mikrowellenverstärkung im Maser (M von Microwave) wurde der von Maiman entwickelte Lichtverstärker Laser benannt. Im Akronym Laser bezeichnen die ersten Buchstaben *L*ight *A*mplifikation die Lichtverstärkung als Aufgabe des Systems, die restlichen *S*timulated *E*mission of *R*adiation das physikalische Prinzip zur Realisierung.

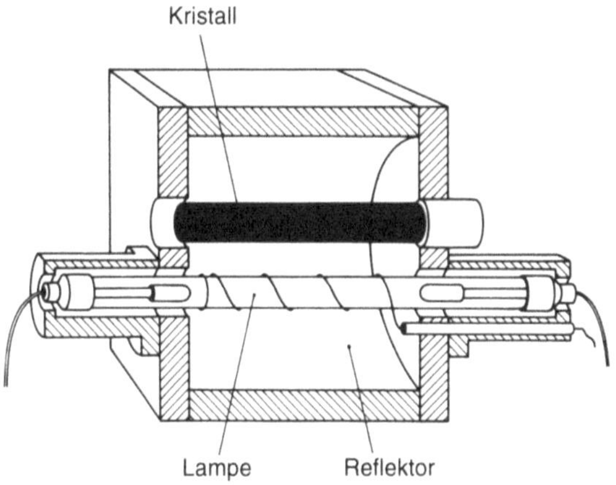

Abb. 1.1. Experimenteller Aufbau des ersten Lasers. In einem Rubinkristall mit planparallelen Endflächen wird von einer Blitzlampe die benötigte Anregungsenergie eingestrahlt

Bis heute wurden Tausende von Stoffen auf ihre Eignung als Lasermaterial untersucht. Eine große Zahl von Lasersystemen wurde entwickelt und getestet. Wir betrachten hier nur die wenigen, bisher in der Medizin genutzten Laser.

Zum Verständnis der Erzeugung von Laserstrahlung und ihrer besonderen Eigenschaften folgt ein Überblick über die physikalischen Grundlagen.

1.2 Physikalische Grundlagen

1.2.1 Der Dualismus Welle – Korpuskel

Licht ist ein begrenzter Frequenzbereich zwischen Radiowellen und Röntgenstrahlen im weiten Spektrum elektromagnetischer Wellen. Zur physikalischen Beschreibung ist je nach Fragestellung das Wellen- oder Teilchenmodell erforderlich (Dualismus Welle – Korpuskel). Das Wellenmodell eignet sich zur mathematischen Behandlung der Ausbreitung und Überlagerung von Wellen (Beugung und Interferenz). Im Teilchenbild lassen sich die Wechselwirkungen des Lichts mit Materie erklären, insbesondere die Entstehung von Licht (Emission von Lichtquanten), Absorption und Streuung.

Eine *Welle* ist als zeitlich und örtlich periodischer Vorgang charakterisiert durch die Wellenlänge λ oder durch die Frequenz ν. Das Produkt dieser Größen ergibt die Ausbreitungsgeschwindigkeit c:

$$c = \lambda \cdot \nu \tag{1}$$

Für elektromagnetische Wellen beträgt die Ausbreitungsgeschwindigkeit im Vakuum (und auch in Luft) $c = 3 \cdot 10^8$ m/s.

Im *Korpuskelbild* wird das Licht als Strom von Teilchen, Lichtquanten oder Photonen genannt, betrachtet. Die Quantenenergie eines Photons

$$E_{Photon} = h\nu \qquad (2)$$

ist von der Frequenz ν des Lichts abhängig. Die Naturkonstante h = 6,6257 10^{-34} Js (Joulesekunden) ist das Plancksche Wirkungsquantum.

1.2.2 Entstehung von normalem Licht im Atom

Absorption und Emission des Lichts werden nach dem Bohrschen Atommodell im Korpuskelbild beschrieben. Bei Energieänderung eines Atomelektrons um den Betrag ΔE wird ein Lichtquant (Photon) der Energie $h\nu$ absorbiert oder emittiert. Der Energieerhaltungssatz führt zur Gleichung

$$\Delta E = h\nu \qquad (3)$$

Von den zahlreichen Elektronen eines Atoms spielt nur das äußerste Elektron für die Wechselwirkung mit Lichtquanten eine Rolle. Dieses Elektron befindet sich normalerweise, d.h. ohne Energiezufuhr, im Grundzustand E_0 (Abb. 1.2a).

Absorption eines Photons bewirkt die Anhebung eines Elektrons vom Grundzustand E_0 auf einen höheren Energiezustand E_1 (Abbildung 1.2b). Das Photon wird vernichtet, seine Energie wird in Anregungsenergie eines Elektrons umgesetzt:

$$h\nu = E_1 - E_0 \qquad (4)$$

Emission eines Photons erfolgt bei Energieabgabe (Rückkehr in den energetisch tieferen Grundzustand) eines zuvor angeregten Elektrons (Abb. 1.2c). Das Elektron kehrt *spontan,* also ohne Wechselwirkung mit einem Strahlungsfeld, innerhalb von 10^{-8} s in seinen Grundzustand zurück. Dabei wird ein Photon erzeugt, dessen Quantenenergie der Energiedifferenz zwischen den beiden Energiezuständen des Elektrons entspricht:

$$E_1 - E_0 = h\nu \qquad (4')$$

Durch diese Energieabgabe $\Delta E = E_1 - E_0$ des Elektrons ist die Quantenenergie $h\nu$ des ausgesandten Photons und damit die Frequenz ν bzw. nach Gleichung 1 die Wellenlänge λ des entstehenden Lichts festgelegt.

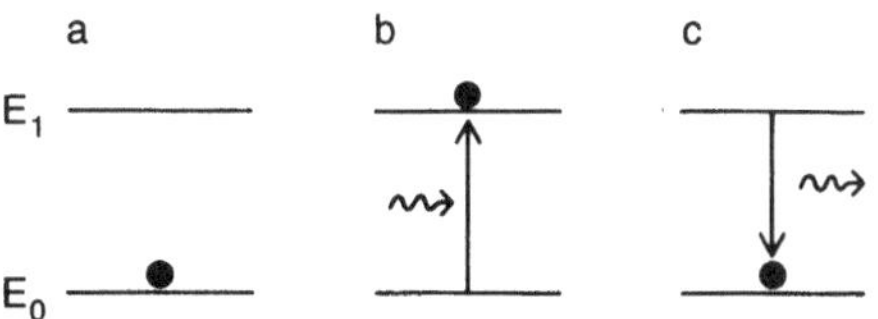

Abb. 1.2 a–c. Energiezustände eines Atomelektrons bei Wechselwirkung mit einem Photon: **a** Grundzustand des Elektrons, **b** Absorption eines Photons. **c** Emission eines Photons. • Elektron, ⇝ Photon

1.2.3 Erzeugung von Laserlicht

Nach Einstein besteht auch die Möglichkeit einer stimulierten Emission. Voraussetzung dafür ist, daß eine Überzahl von Atomen angeregte Energiezustände besitzen (Besetzungsinversion). Die Rückkehr der Elektronen auf das tiefere Grundniveau erfolgt dann nicht mehr zufällig (spontan), sondern stimuliert durch die Strahlung der Nachbaratome. Anfänglich ausgelöst durch eine spontane Emission (Abb. 1.3a), läuft die stimulierte Emission wie eine Kettenreaktion ab (Abb. 1.3 b–d).

Die für eine stimulierte Emission unerläßliche Erzeugung einer Besetzungsinversion ist mit dem bisher diskutierten Schema von nur 2 Energiezuständen (Abb. 1.2, 1.3) nicht zu realisieren. In einem 2-Niveau-System kann höchstens eine Gleichverteilung der Besetzung beider Zustände erreicht werden. Stimulierte Emission und Absorption würden sich gerade kompensieren, das Material wäre transparent. Erst die Beteiligung mindestens eines weiteren Energieniveaus (Abb. 1.4) ermöglicht die Überbesetzung eines über dem Grundzustand liegenden Energieniveaus, in dem die Lebensdauer der angeregten Elektronen mit 1 ms relativ hoch sein muß. Dieses „metastabile Niveau" ist zur Speicherung angeregter Elektronen erforderlich.

Wie in Abb. 1.4 dargestellt, führt die Energiezufuhr durch Absorption von Photonen der Quantenenergie $h\nu = E_2 - E_0$ zunächst zu einer Anhebung der Elektronen vom Grundzustand in den obersten kurzlebigen Anregungszustand E_2. Von dort „fallen" die Elektronen strahlungslos innerhalb von 10^{-8} s auf das langlebige metastabile Niveau E_1, das als Speicher für die stimulierte Emission dient. Laserstrahlung der Quantenenergie $h\nu = E_1 - E_0$ entsteht dann

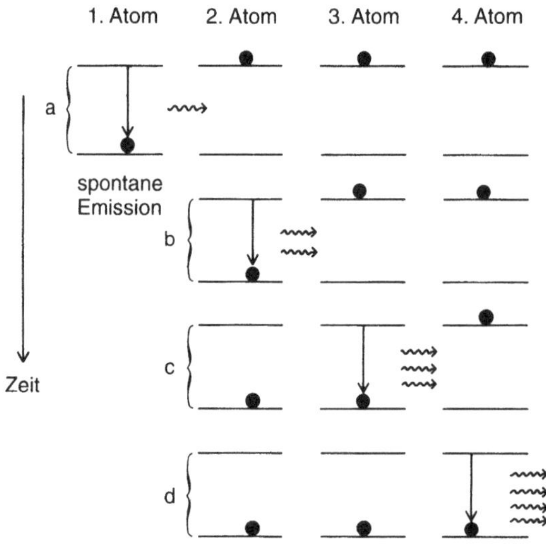

Abb. 1.3 a–d. Stimulierte Emission (Lawinenprozeß), dargestellt an 4 angeregten Atomen: **a** spontane Emission zur Auslösung, **b–d** stimulierte Emissionen

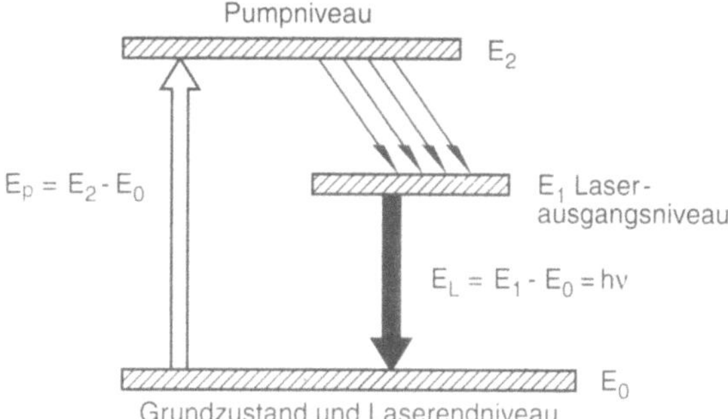

Abb. 1.4. Energiezustände des 3-Niveau-Lasers

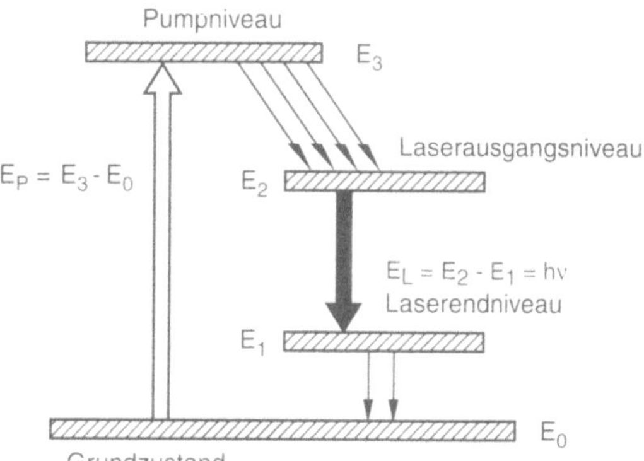

Abb. 1.5. Energiezustände des 4-Niveau-Lasers

durch den stimuliert erzwungenen Elektronenübergang vom metastabilen Niveau in den Grundzustand.

Das in Abb. 1.4 dargestellte 3-Niveau-Modell gibt in vereinfachter Form die Verhältnisse beim zuerst entdeckten Rubinlaser wieder. Von Sonderfällen (Halbleiterlaser, Excimerlaser) abgesehen, beruht die Funktionsweise aller anderen Laser auf mindestens 4 verschiedenen Energiestufen für die Elektronenenergie. In Abbildung 1.5 ist das Schema eines 4-Niveau-Systems dargestellt. Da das untere Laserniveau E_1 unbesetzt ist, wird schon mit wenigen Elektronen im oberen Laserniveau E_2 eine Inversion erreicht. Dies bedeutet eine Minimierung der benötigten Leistung für die Anregung.

Wesentlich ungünstiger liegen die Verhältnisse beim 3-Niveau-Laser, da hier eine Inversion gegen das vollständig besetzte Grundniveau E_0 erzwungen werden muß. Umso höher ist Maimans experimentelle Pionierleistung einzuschätzen, die ausgerechnet in diesem extrem ungünstigen 3-Niveau-System des Rubins zur Erzeugung des ersten Laserstrahls führte. Der Rubinlaser behielt seit seiner Entdeckung 1960 eine Sonderstellung als einziger bis heute bekannter 3-Niveau-Laser.

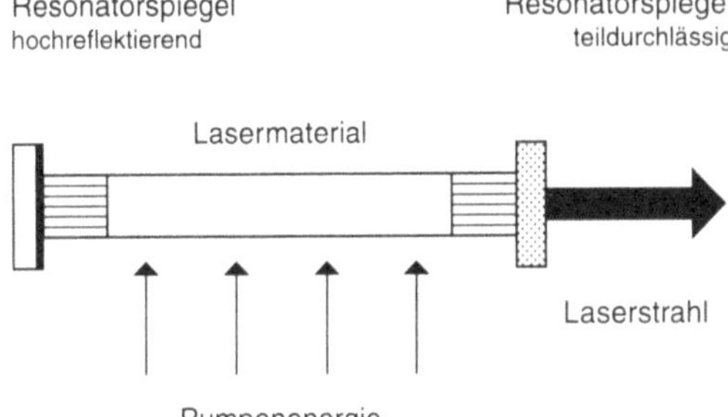

Abb. 1.6. Prinzipieller Aufbau eines Lasers

1.3 Die Physikalischen Komponenten eines Lasersystems

Ein Laser besteht aus 3 Grundelementen: aktives Medium, Pumpquelle, Resonator. Das aktive Medium (Lasermaterial) bildet zusammen mit den Resonatorspiegeln den Laserresonator, dem von einer Energiequelle Pumpenergie zugeführt wird. Abbildung 1.6 zeigt den prinzipiellen Aufbau eines Lasersystems.

1.3.1 Aktives Medium (Substanz, in der die Verstärkung stattfindet)

Grundsätzlich ist Lichtverstärkung in allen Aggregatzuständen der Materie (fest, flüssig, gasförmig) möglich. Entsprechend erfolgt eine Einteilung in

- Festkörperlaser (Kristalle, Gläser)
- Halbleiterlaser,
- Farbstofflaser (in Lösung befindliche Farbstoffe)
- Gaslaser.

Auch ohne aktives Medium kann im *Freielektronenlaser* durch alternierende Richtungsänderungen eines Elektronenstrahls Laserstrahlung jeder gewünschten Wellenlänge erzeugt werden. Auf diese komplizierte Anordnung wird nicht weiter eingegangen.

1.3.2 Pumpquelle

Die Energiezufuhr zur Erzeugung einer Inversion erfolgt optisch oder elektrisch.

Optisches Pumpen

Das optische Pumpen erfolgt durch Einstrahlung von Lichtenergie, die durch Absorption eine Anregung vom Grundzustand in einen höheren Energiezustand bewirkt.

Der erste von Maiman entwickelte Rubinlaser wurde durch eine Gasentladungslichtquelle (Blitzlichtlampe) mit inkohärentem Licht gepumpt. Die Entstehung von Laserstrahlung erfolgt dann gepulst im Takt der Pumpblitze. Zur Erzeugung kontinuierlicher Laserstrahlung (Dauerstrichbetrieb) in Festkörpersystemen wird mit kontinuierlich emittierenden Bogenlampen gepumpt. Da nur der dem Energieschema des aktiven Materials entsprechende Wellenlängenbereich zur Erzeugung von Laserlicht genutzt wird, gehen beträchtliche Anteile der breitbandigen Emission der Gasentladungslampen als Wärme verloren. Zur Erhaltung der Konstanz der Betriebstemperatur des Lasers ist eine ausreichende Kühlung erforderlich. Halbleiterdioden, deren Emission auf die Absorption des Lasermaterials spektral abgestimmt ist, minimieren diese unnötige Wärmeerzeugung durch nicht nutzbare Pumpstrahlung. Dadurch lassen sich sehr kompakte Lasersysteme herstellen, deren Leistung derzeit jedoch noch durch die Halbleiterdioden begrenzt ist.

Elektrisches Pumpen

Gaslasern wird durch Hochfrequenzstrahlung oder durch eine mit Gleichspannung ausgelöste Gasentladung (Hochspannung) die erforderliche Anregungsenergie zugeführt.

Eine besonders einfache Art des elektrischen Pumpens findet sich bei Halbleiterlasern. Die Anregung erfolgt unmittelbar durch elektrischen Strom. Stromleitung durch in Durchlaßrichtung betriebene Laserdioden erzeugt ab einer bestimmten Stromdichte eine Besetzungsinversion der Ladungsträger im pn-Übergang. Die Rekombination der Ladungsträger (positive Defektelektronen und negative Elektronen) führt zur Entstehung kohärenter Laserstrahlung. Halbleiterlaser sind extrem klein (vgl. die in Abb. 1.7 angegebenen Maße im Millimeterbereich).

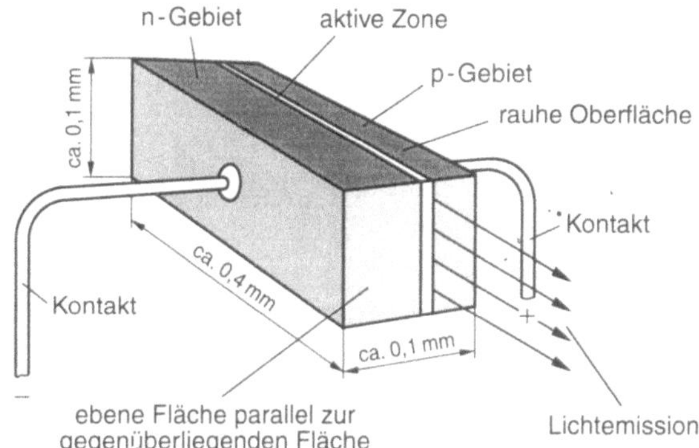

Abb. 1.7. Halbleiterlaser

1.3.3 Optischer Resonator und Laseroszillator

Die Ausbeute eines Lasers wird erhöht, wenn das aktive Medium so zwischen 2 Spiegel eingeschlossen wird, daß die entstehende Strahlung in achsialer Richtung hin und her reflektiert wird (Abb. 1.6). Die einfachste Anordnung eines optischen Resonators besteht aus 2 parallelen Planspiegeln. Um einen Teil der zwischen den Spiegeln entstandene Laserstrahlung austreten zu lassen, erhält ein Spiegel eine geringe Transparenz (ca. 2 %).

Laseroszillator

In diesem optischen Resonator lösen die durchlaufenden Photonen eine stimulierte Emission weiterer Photonen gleicher Energie, Ausbreitungs- und Schwingungsrichtung aus. Nach Überschreitung eines Schwellenwerts der Pumpleistung tritt Selbsterregung des Lasers ein. Aktives Medium und optischer Resonator bilden den Laseroszillator.

Durch die Rückkopplung mit dem aktiven Medium entsteht eine Verstärkung, die durch die Zahl der Atome im angeregten Zustand begrenzt wird. Zwischen den beiden Spiegeln bilden sich stehende Wellen aus, es entstehen ungedämpfte Eigenschwingungen in einem selbsterregten Oszillator.

Achsiale Eigenschwingungen (Moden) des Resonators

Für stehende Wellen (Abb. 1.8) ist der Spiegelabstand L ein ganzzahliges Vielfaches der halben Wellenlänge:

$$L = n\,\lambda/2 \quad n = 1,2,3,.. \tag{5}$$

Eine Umformung mit Gleichung 1 ergibt die Resonanzfrequenz n-ter Ordnung

$$\nu\eta = n\, c/2\, L\, \eta \tag{6}$$

wobei η der Brechungsindex des Lasermaterials ist.

Der Frequenzabstand zweier benachbarter Eigenschwingungen oder Moden

$$\Delta\nu = c/2\, L\, \eta \tag{7}$$

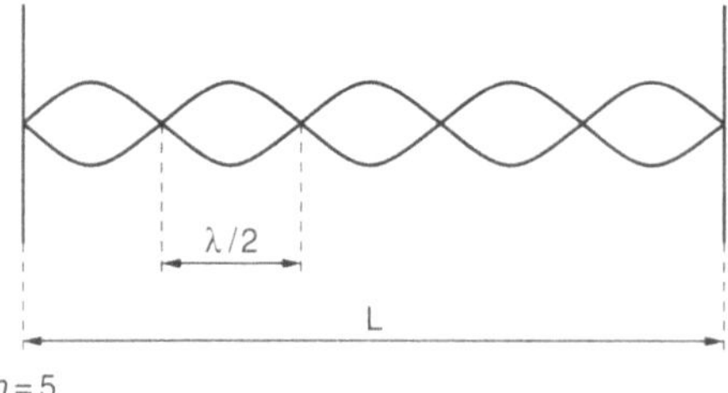

Abb. 1.8. Stehende Wellen zwischen 2 Resonatorspiegeln

ist von der Länge L des Resonators, nicht aber von der Frequenz abhängig. In Abbildung 1.9 ist die Lage achsialer Moden durch senkrechte Striche eingezeichnet. Die Mittenfrequenz ν_0 ist durch die Frequenz des Laserübergangs festgelegt. Da der Laserübergang aus verschiedenen Gründen eine endliche spektrale Breite aufweist, können alle unter dem Verstärkungsprofil liegenden achsialen Moden anschwingen, soweit sie oberhalb der Verlustgeraden v liegen.

Transversale Modenstruktur (Leistungsverteilung im Strahl)

Eine elektromagnetische Welle setzt sich aus 2 senkrecht zueinander orientierten Schwingungen des elektrischen und des magnetischen Felds zusammen. Als transversale Moden werden die senkrecht zur Laserachse auftretenden Nullstellen stehender Wellen bezeichnet. Mit senkrecht zur Ausbreitungsrichtung in den Laserstrahl gestellten ortsauflösenden Strahlungsempfängern (z. B. photographischer Film) kann die transversale Modenstruktur experimentell ermittelt werden. Abbildung 1.10 zeigt Beispiele für verschiedene transversale Moden.

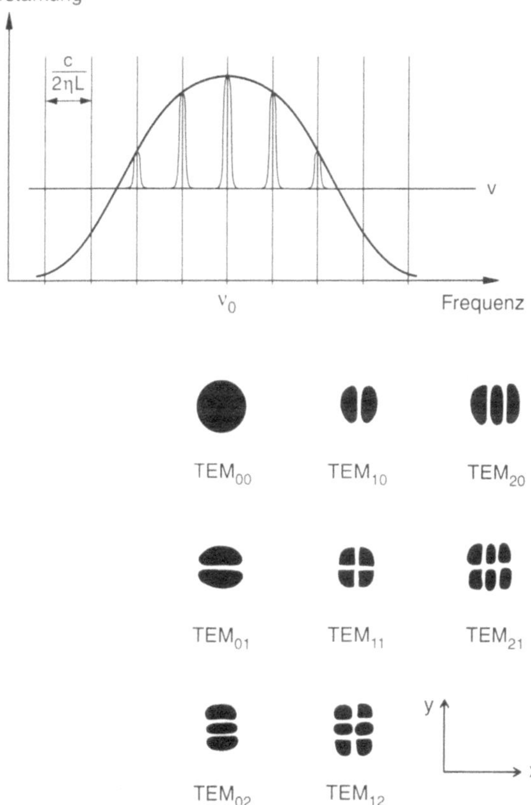

Abb. 1.9. Achsiale Moden eines Laseroszillators. Die lotrechten Striche geben die möglichen achsialen Moden an. Tatsächlich werden nur die eingezeichneten Moden angeregt

Abb. 1.10. Transversale Moden

Die gleichmäßig ausgeleuchtete Fläche oben links zeigt die mit TEM_{00} bezeichnete Grundmode („uniphase mode"). Die Bezeichnung TEM bedeutet „transverse electromagnetic modes", die Indexziffern geben die Zahl der Nullstellen in x- und y-Richtung an. Im Idealfall wird ein Laser im Grundmode TEM_{00} betrieben, der Strahl besitzt dann eine kompakte runde Form. Schon eine geringe Verschmutzung eines Resonatorspiegels kann das Auftreten einer anderen Modenstruktur, wie z. B. TEM_{10} oder höherer Moden, bewirken. Der Laserstrahl ist dann in 2 oder mehrere Komponenten aufgespalten, also nicht mehr homogen.

1.4 Einheiten und Bestrahlungsgrößen

Die wichtigsten Betriebsdaten sind die in Watt (W) angegebene Leistung P und die in der Zeit t zugeführte Energie $E = P \cdot t$. Energie wird in Joule (J) gemessen. Für die Wirkung am Auftreffort sind die auf die Flächeneinheit cm^2 bezogene Leistungsdichte bzw. Energiedichte maßgebend. Im Sprachgebrauch der Medizin werden diese Größen meist mit Intensität bzw. Bestrahlungsdosis bezeichnet (Tabelle 1.1).
Die Begriffe „Leistung" und „Energie" werden nicht immer korrekt auseinandergehalten. Leistung beschreibt die Fähigkeit, Energie zu liefern. Energie ist das Produkt Leistung x Zeit. Ein Laser mit einer Leistung 1 W liefert in 1 s die Energie $1\,W \cdot 1\,s = 1\,Ws = 1\,J$. (Einer Bestrahlungszeit von 20 s entsprechen dann 20 J.)

Ist umgekehrt die in einer Sekunde abgegebene Energie 1 J, so strahlt die Quelle mit der Leistung 1 J/s = 1 Ws/s = 1 W.

Tabelle 1.1. Physikalische Einheiten zur Laserstrahlung

Begriff	Symbol	Einheit
Leistung	P	W (Watt)
Zeit	t	s (Sekunde)
Energie	$E = P \cdot t$	J (Joule) 1 J = 1 WS
Fläche	F	cm^2
Leistungsdichte Intensität[a]	I = P/F	W/cm^2
Energiedichte Bestrahlungsdosis[a]	B = E/F	J/cm^2

[a] in der Medizin verwendete Bezeichnung

Kann die Quelle die Energie von 1 J in einer kürzeren Zeit als 1 s abgeben, ist ihre Leistung größer als 1 W. Wird z. B. 1 J in $1 \cdot 10^{-3}$ s abgestrahlt, so beträgt die Leistung $1 \cdot 10^{3}$ W = 1 kW. Je kürzer die Zeit, in der eine bestimmte Energie abgestrahlt wird, desto höher ist die Leistung.

Die Leistung eines Lasers, der in 10^{-9} s die Energie 1 J liefert, beträgt 10^{9} W = 1 GW.

1.5 Erzeugung von Kurzzeitpulsen hoher Leistung

1.5.1 Güteschaltung (Q-Switch)

Die Ausgangsleistung kann durch den Q-Switch („quality switch")-Betrieb beträchtlich gesteigert werden. Der während des Pumpens abgeblockte Resonator wird erst nach Erreichen einer hohen Inversion aktiviert. Die mit einer relativ kleinen Pumprate erzeugte starke Besetzung des metastabilen Niveaus ergibt nach Freigabe der Resonatorblockade einen Kurzzeitimpuls hoher Leistung („Giant pulse"). Die zeitliche Steuerung der Resonatorfunktion erfolgt durch rotierende Spiegel, oder durch elektrooptische oder photochemische Schalter.

Die Leistung eines die Energie 1 J abstrahlenden Rubinlasers, die im Normalbetrieb bei einer Pulsdauer von 1 ms $1 \cdot 10^{3}$ W beträgt, kann im Q-Switch-Betrieb bei einer Pulsdauer von 10 ns auf $1 \cdot 10^{8}$ W gesteigert werden.

1.5.2 Modenkopplung („mode locking")

Durch Modenkopplung lassen sich noch kürzere Pulse im Picosekundenbereich (1ps = 10^{-12} s) und damit extreme Leistungen im Gigawattbereich herstellen. Das Prinzip beruht auf einer Synchronisation bzw. Kopplung der verschiedenen achsialen Moden. Die Modenkopplung („mode locking") kann durch eine mit der Frequenz c/2 L (*c* Lichtgeschwindigkeit, *L* Resonatorlänge) ultraschallgesteuerten Modulationszelle im Resonator erfolgen. Dieser akustooptische Modulator wirkt als zeitlich periodisches Beugungsgitter, das eine zeitlich periodische Dämpfung hervorruft. Jeweils im zeitlichen Abstand 2 L/c wird die Dämpfung aufgehoben, als Folge entstehen in diesen Rhythmus kurze Laserpulse.

1.6 Eigenschaften der Laserstrahlung

Zum Unterschied von konventionellen Lichtquellen wie Glühlampe oder Gasentladungslampe besitzt Laserstrahlung folgende besondere Eigenschaften:

- Kohärenz,
- Monochromasie
  - geringe Strahldivergenz,
  - hohe Leistungsdichte.

1.6.1 Kohärenz und Monochromasie

In konventionellen Lichtquellen entsteht die Lichtaussendung durch ungeordnete spontane Emissionsakte einzelner Atome. Die Atome strahlen kurze gedämpfte Wellenzüge ab. Alle Emissionen erfolgen völlig unabhängig voneinander, die Strahlung ist inkohärent.

Im Gegensatz dazu sendet der Laser *kohärentes Licht* als ungedämpfte Sinuswelle in Form eines gebündelten Strahls aus.

Kohärenz ist die Voraussetzung für die Interferenzfähigkeit von Wellen, wobei zwischen räumlicher und zeitlicher Kohärenz zu unterscheiden ist.

Zum Verständnis dieser Begriffe wird in Abb. 1.11 erläutert, wie aus inkohärentem Licht einer gewöhnlichen Lichtquelle partiell kohärentes Licht zu

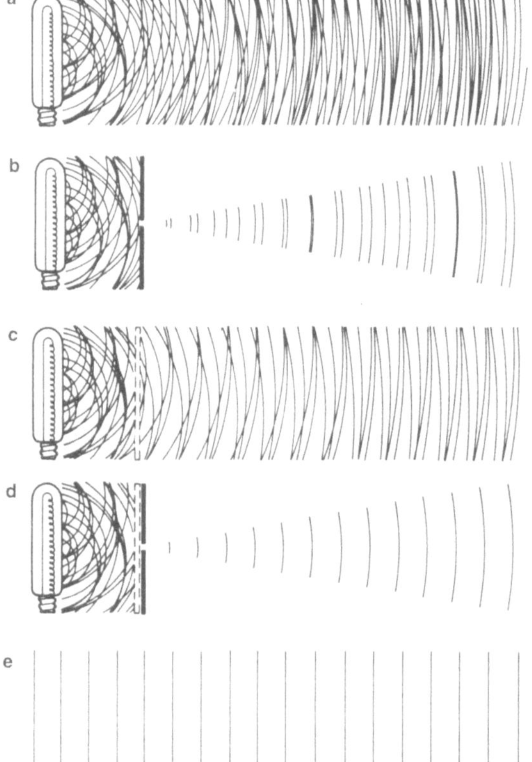

Abb. 1.11 a–e. Inkohärentes Licht einer Glühlampe und kohärentes Laserlicht, Darstellung von Wellenfronten. **a–d** *Glühlampe,* **a** inkohärentes Licht eines Temperaturstrahlers, **b** Lochblende zur Erhöhung der räumlichen Kohärenz, **c** Spektralfilter zur Erhöhung der zeitlichen Kohärenz, **d** Erhöhung der Kohärenz (räumlich und zeitlich), **e** kohärente Strahlung eines Lasers

gewinnen ist. Im oberen Teilbild (Abb. 1.11a) strahlt eine thermische Lichtquelle Licht verschiedener Wellenlänge mit statistisch verteilten Phasenlagen aus. Die *räumliche Kohärenz* kann durch eine möglichst enge Lochblende erhöht werden (Abb. 1.11b). Die *zeitliche Kohärenz* wird durch schmalbandige Spektralfilter verbessert (Abb. 1.11c). Beide Maßnahmen zusammen (Lochblende und Filter) lassen zwar (theoretisch) einen kohärenten Wellenzug entstehen (Abb. 1.11d), erkauft wird dies aber durch eine nahezu vollständige Schwächung der abgestrahlten Leistung, die praktisch gegen Null geht. Nur der Laser (Abb. 1.11e) liefert einen kohärenten Wellenzug hoher Leistung.

Die *Monochromasie* des Laserlichts ist aus dem in Abb. 1.12 dargestellten Vergleich zwischen normaler Fluoreszenzstrahlung (gewöhnliches Licht) und Laserstrahlung zu erkennen. Das Bild zeigt das optische Verhalten von Rubin, dem Material des ersten Lasers. Die Matrix von Rubin besteht aus farblosem Aluminiumoxid. Die Einlagerung von Chromionen verleiht dem Halbedelstein die rote Farbe. Bei optischer Anregung dieser Cr^{3+}-Ionen tritt die schon lange bekannte Fluoreszenz als breite, sich über einen größeren Wellenlängenbereich erstreckende Emissionsbande auf. Im Gegensatz dazu ist die stimulierte Emission von Laserlicht schmalbandig, d. h. in hohem Maß monochromatisch.

1.6.2 Strahldivergenz

Laser senden eine gebündelte, nahezu parallele Strahlung aus. Infolge der nach den Gesetzen der Physik auftretenden Beugung erhält der Laserstrahl eine geringe Divergenz. Die Divergenz ist umso kleiner, je kurzwelliger die Strahlung und je größer der Durchmesser des Strahls am Auskoppelspiegel ist. Die Öffnungswinkel der beugungsbegrenzten Laserstrahlen liegen im Bereich $5 \cdot 10^{-4}$ rad (He-Ne-Gaslaser) bis 0,5 rad (Halbleiterlaser).

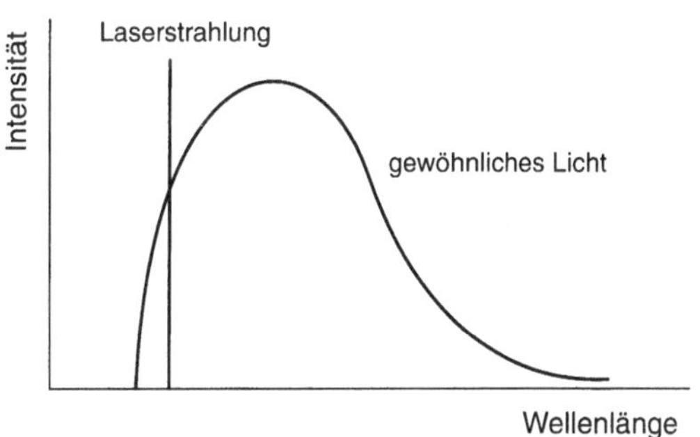

Abb. 1.12. Lichtemission aus Rubin: Gewöhnliches Licht (breitbandige Fluoreszenzstrahlung), Laserstrahlung (schmalbandige Linie)

1.6.3 Strahldurchmesser und Leistungsdichte

Der Strahldurchmesser wird mit Hilfe eines Kreises definiert, durch den ein bestimmter Bruchteil (86 %) der Laserleistung hindurchtritt. Im Idealfall der Gauß-Verteilung (Abb. 1.13) wird als Durchmesser der Wert angegeben, bei dem die Feldstärke (Amplitude der Welle) auf 1/e des Maximalwerts I_0 im Zentrum abnimmt. Da die Intensität dem Quadrat der Feldstärke entspricht, gibt der Durchmesser die Stelle einer Intensitätsabnahme auf $1/e^2 \approx 0{,}135$ bzw. 13,5 % an.

Ein Laserstrahl mit Radius r_0 = 0,05 mm weist bei der Leistung 2 W eine Leistungsdichte von 50 kW/cm^2 auf. Die Leistungsdichte der Sonne beträgt auf der Erdoberfläche 0,14 W/cm^2. Der Laserstrahl besitzt also im angeführten Beispiel eine $3{,}6 \cdot 10^5$mal höhere Leistungsdichte als die Sonnenstrahlung.

Durch Fokussierung mit einer Sammellinse kann der Radius r_0 bis zur Größenordnung einer Wellenlänge reduziert werden. Grüne Laserstrahlung (λ = 500 nm) von 2 W erzeugt in der Brennebene einer Linse von 5 mm Brennweite die extrem hohe Leistungsdichte von 10^9 W/cm^2 = 1 GW/cm^2.

1.7 Lasersysteme für die Medizin

Aus der Vielzahl von Lasern konnten sich nur wenige einen festen Platz in der klinischen Applikation sichern. Die wichtigsten Medizinlaser sind in Tabelle 1.2 aufgeführt.

In der experimentellen Forschung werden darüber hinaus weitere Laser mit Strahlungen in den Spektralbereichen Ultraviolett – Sichtbar – Infrarot eingesetzt oder neu entwickelt.

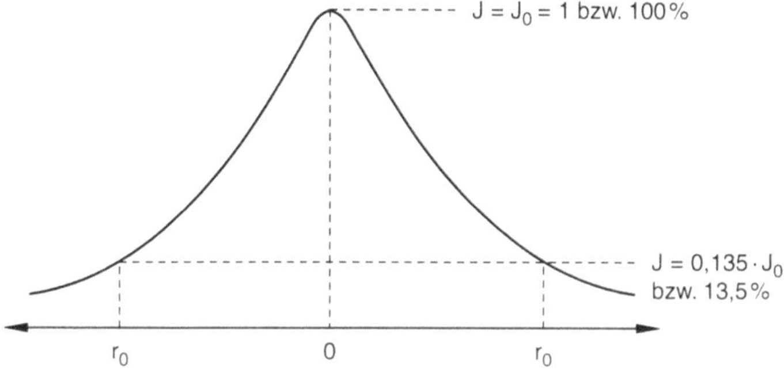

Abb. 1.13. Gaußsche Glockenkurve als Idealform der Intensitätsverteilung eines im TEM$_{00}$-Mode schwingenden Lasers

Tabelle 1.2. Medizinlaser

Laser	Aktives Medium	Wellenlänge (nm)
Festkörperlaser		
Neodym-YAG	Neodymionen (Nd^{+++}) in Yttrium-Aluminium-Granat ($Y_3Al_5O_{12}$)	1 064
Halbleiterlaser		
Galiumarsenid	pn-Übergangszone	850–910
Gaslaser		
Excimer	Edelgas-Halogenid XeF	351
	XeCl	308
	KrF	248
	ArF	193
Helium-Neon	Neonatome (Ne) + Helium	633
Krypton	Kryptonionen (Kr^+)	Linien von 324–858
Argon	Argonionen (Ar^+)	Linien von 351–525
Kohlendioxid	CO_2-Moleküle	10 600
Flüssigkeitslaser		
Farbstofflaser	Organische Farbstoffe z. B. Stilben, Cumarin	310–1 280

1.8 Betriebsparameter der Lasersysteme

1.8.1 Zeitliche Betriebsparameter

Laser können im CW-(„continous-wave“)-Modus (auch als Dauerstrich bezeichnet) oder gepulst betrieben werden.

1.8.2 Spektrale Betriebsparameter

Festfrequenzlaser emittieren vorgegeben durch die Energieniveaus des aktiven Mediums selektiv eine einzelne Wellenlänge oder auch mehrere Wellenlängen gleichzeitig. (Beim Argonlaser ist beispielsweise Betrieb auf nur einer Linie oder auf allen Linien gemeinsam möglich.)

Durchstimmbare Laser ermöglichen innerhalb bestimmter Grenzen eine freie Wahl der Frequenz.

Bei Farbstofflasern, die spektral breite Emissionsbanden aufweisen, kann innerhalb dieser Bande ein schmaler Wellenlängenbereich durch ein Prisma selektiert werden. Nur die in Richtung der Resonatorachse reflektierte Strahlung wird durch stimulierte Emission verstärkt (Abb. 1.14). Durch Drehen des Prismas kann die zu verstärkende Wellenlänge durchgestimmt werden.

Eine andere Möglichkeit des Durchstimmens besteht in Temperaturänderungen aktiver Medien, deren Energieabstände temperaturabhängig sind. Dies ist z. B. bei Halbleiterlasern der Fall.

Bei Durchstrahlung bestimmter Kristalle (z. B. Lithiumniobat) kann durch nichtlineare Effekte die Frequenz der Laserstrahlung verdoppelt werden *(Frequenzvervielfachung)*. So kann aus der unsichtbaren IR-Strahlung des Nd-YAG-Lasers (λ = 1064 nm) grünes Licht (λ = 532 nm) erzeugt werden.

1.8.3 Transmissionssysteme zur Strahlapplikation

Von Ausnahmen abgesehen, muß der Laserstrahl zwischen Generator und Applikationsziel in seiner Richtung manipulierbar sein. In den Spektralbereichen UV (ab 200 nm) – Sichtbar – Nahes IR (bis 2 500 nm) stehen flexible Lichtleiter zur Verfügung. Außerhalb dieser Bereiche, speziell im mittleren IR werden Spiegelsysteme zur Strahlführung eingesetzt (vgl. Abb. 1.15).

Ein universeller Lasereinsatz einschließlich der Endoskopie wurde erst nach der Entwicklung dünner, flexibler Übertragungssysteme möglich. Das physikalische Prinzip der Lichtleitung in Fasern aus Quarzglas oder anderen Materialien beruht auf der Verhinderung eines seitlichen Lichtaustritts infolge der Totalreflexion. Die Lichtstrahlen werden an der Grenzfläche der Faser zum umgebenden Medium zurückreflektiert und können erst am Faserende ungehindert austreten. Voraussetzung für diese Eigenschaft der Lichtführung ist ein gegenüber der Umgebung höherer Brechungsindex der Faser.

Der am Ende einer Faser austretende Laserstrahl weist eine relativ hohe Divergenz auf. Dieser Nachteil läßt sich durch geeignete Fokussierungsmaßnahmen und durch kurzen Abstand zum Objekt in Grenzen halten. Eine Vermeidung der Divergenznachteile wird mit der Fasertipmethode erzielt, bei der das Faserende zum Schneiden unmittelbar mit dem Gewebe in Kontakt gebracht wird. Die erfolgreiche Weiterentwicklung der Applikationssysteme war eine

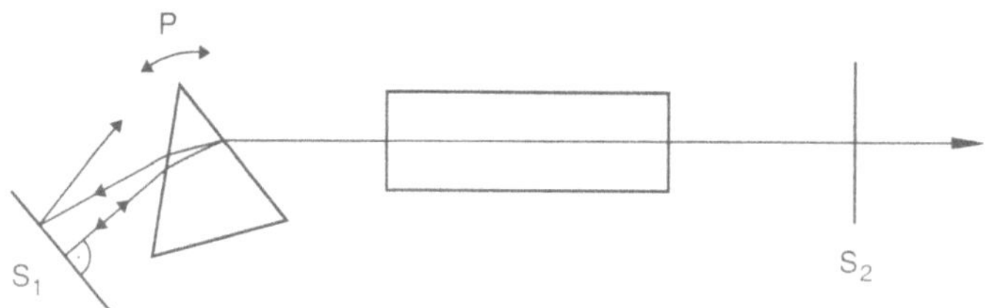

Abb. 1.14. Durchstimmen der Farbstofflaserstrahlung mit einem drehbar gelagerten Prisma. *P* Prisma, S_1 S_2 Spiegel

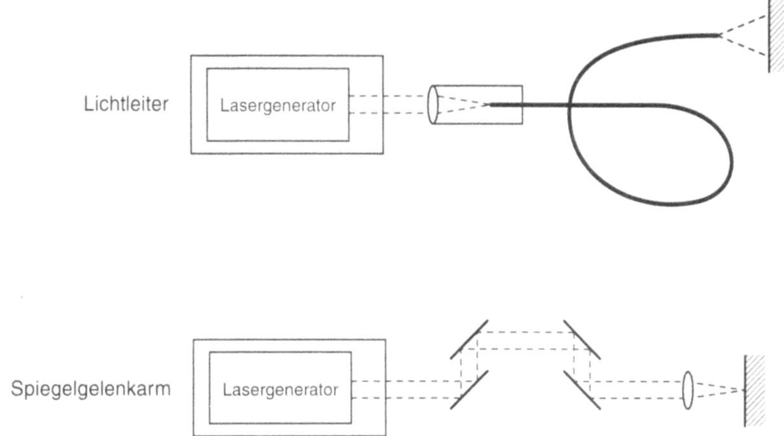

Abb. 1.15. Strahlführungssysteme, flexible Faser und Spiegelsystem

entscheidende Voraussetzung für neue Anwendungen des Lasers in der Medizin. Für spezielle Bestrahlungsmodalitäten stehen Faserendstücke mit spezieller Abstrahlcharakteristik zur Verfügung.

1.9 Wechselwirkung der Laserstrahlung mit biologischem Gewebe

1.9.1 Physikalische Grundlagen

Mechanismen der Energieübertragung

Die Übertragung von Laserenergie auf biologische Systeme kann durch folgende Prozesse erfolgen:

1. Ionisation durch Photonen hoher Energie oder durch Mehrphotonenprozesse, Folge: chemische Reaktionen, Lumineszenz, Wärme;
2. elektronische Anregung durch UV und sichtbare Strahlung, Folge: chemische Reaktionen, Lumineszenz, Wärme;
3. Anregung von Schwingungs- und Rotationsmoden durch IR-Strahlung; Folge: Wärme.

Bei IR-Bestrahlung (Prozeß 3) erfolgt ausschließlich eine Energietransformation in Wärme, bei den elektronischen Anregungen (Prozesse 1 und 2) erfolgt nur eine teilweise Umwandlung in Wärme.

Die Erzeugung von Wärme erfolgt über eine Erhöhung der kinetischen Energie der Moleküle.

Absorption und Ausbreitung der Laserstrahlung in Gewebe

Die Wechselwirkungen der Laserstrahlung mit biologischem Gewebe hängen von der Wellenlängenabhängigkeit der optischen Eigenschaften des bestrahlten Gewebes ab. Die primär entscheidende Größe ist der Absorptionskoeffizient der biologischen Komponenten, da nur absorbierte Strahlung eine Wirkung hervorruft. Für das Eindringen und für die Ausbreitung im Gewebe sind zusätzlich die Koeffizienten für Reflexion und Streuung maßgebend.

Die komplexe Struktur biologischen Gewebes erschwert eine präzise Beschreibung der Ausbreitung des Lichts.,

Approximativ kann ein vereinfachtes Modell der Zerlegung des Gewebes in dünne Schichten einen Überblick liefern:

Bei Einstrahlung in eine Schicht sind 4 physikalische Prozesse wirksam:

- *Reflexion* an Grenzflächen bei Änderung des Brechungsindex;
- *Streuung* durch Moleküle, Partikel, Organellen und Zellen;
- *Absorption* an Molekülen, Zellen, Chromophoren;
- *Transmission* der restlichen Strahlung.

Die von der Schichtdicke d abhängige Schwächung einer mit der Intensität J_0 eindringenden Strahlung erfolgt nach der Beziehung

$$J = J_0 \cdot e^{-Kd} \tag{8}$$

wobei $K = \alpha + \beta$.

Der Extinktionskoeffizient K setzt sich aus der Summe von Absorptionskoeffizient α und Streukoeffizient β zusammen.

Der reziproke Wert des Extinktionskoeffizienten hat die Dimension einer Länge. Für $d = 1/K$ ist die Intensität auf die „mittlere Eindringtiefe" $1/e \approx 38\ \%$ abgesunken.

Die Wellenlängenabhängigkeit der Absorptions- und Streukoeffizienten in biologischem Gewebe führt bei verschiedenen Laserstrahlungen zu unterschiedlichen Effekten, wie in Abb. 1.16 dargestellt. Beim CO_2-Laser dominiert die Absorption, beim Nd-YAG die Streuung.

Da das biologische Gewebe hauptsächlich aus Wasser besteht, ist dessen Absorptionskoeffizient für die auf thermischen Effekten beruhenden Anwendungen der Laserstrahlung von entscheidender Bedeutung. Im sichtbaren Spektralgebiet ist Wasser transparent. Am Beginn des Infrarotbereichs (780 nm) setzt zunächst eine schwache Absorption ein, die dann ab 1 400 nm mit zunehmender Wellenlänge unter Schwankungen (Wasserabsorptionsbanden) beträchtliche Werte bis zur Größenordnung $\alpha = 1\,000\ cm^{-1}$ erreicht. In Tabelle 1.3 sind die mittleren Eindringtiefen dreier wichtiger Laserstrahlungen in Wasser und in Blut zusammengestellt.

Die in Tabelle 1.3 aufgeführte Strahlung des Argonlasers wird wegen ihrer extrem unterschiedlichen Absorption in Wasser und in Blut zur Netzhautkoagulation eingesetzt.

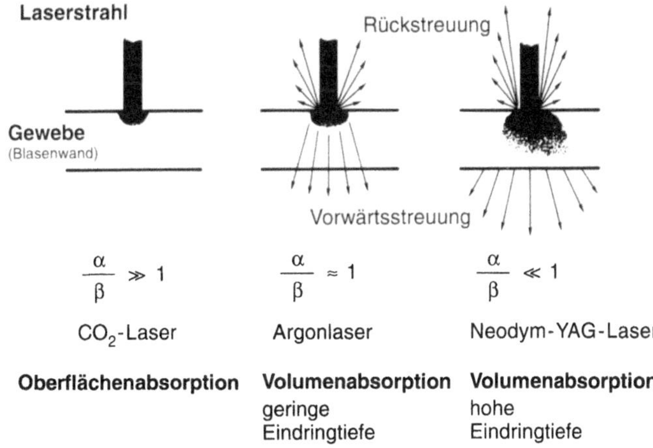

Abb. 1.16. Wellenlängenabhängige Strahlschwächung im Gewebe durch Absorption α und Streuung β (Hofstetter und Frank). CO_2-Laser: starke Absorption, Nd-YAG-Laser: starke Streuung. Argonlaser: Absorption und Streuung im Verhältnis 1:1

Tabelle 1.3. Mittlere Eindringtiefe der Laserstrahlung in Wasser und in Blut (Schwächung auf 1/e = 38 %)

Laser	Wellenlänge [nm]	Wasser [mm]	Blut [mm]
CO_2	10 600	0,01	0,01
Nd-YAG	1 064	100	2,5
Ar	528	10 000	0,03

Aus den Werten der Tabelle 1.3 ergeben sich folgende spezifischen Anwendungen für die diskutierten Laserstrahlungen:

CO_2: Schneiden, Abtragen, Verdampfen (Oberflächenwirkung, starke Absorption in H_2O und Blut);

Nd-YAG: Koagulieren, Hyperthermie (Tiefenwirkung, starke Streuung);

Ar: Koagulieren (selektive Absorption im Hämoglobin).

Zwischen diesen Anwendungsmerkmalen sind Übergänge durch geeignete Wahl der Bestrahlungsbedingungen realisierbar. Defokussierung der CO_2-Strahlung ermöglicht oberflächliche Koagulation, Fokussierung der Nd-YAG-Strahlung Schneiden und Abtragen von Gewebe. Eine Zwischenstellung bzgl. der Absorption in Wasser zwischen CO_2- und Nd-YAG-Strahlung nimmt Holmium-YAG (λ = 2 120 nm) ein. Die IR-Strahlungen des Nd-YAG- und des Ho–

YAG-Lasers werden durch flexible Lichtleiter transmittiert, was ihren uneingeschränkten endoskopischen Einsatz ermöglicht. Die Anwendung der CO_2-Strahlung ist gegenüber diesen IR-Strahlungen eingeschränkt, da kein (in der Praxis erprobter) flexibler Faserlichtleiter zur Verfügung steht.

Dem Ziel eines chirurgischen Universallasers, der je nach Leistungsdichte schneidet oder koaguliert, versucht man durch neue Laser im Bereich zwischen den Wellenlängen von Nd-YAG und CO_2 näher zu kommen. Zusätzlich zum Holmiumlaser verspricht der Erbium-YAG (λ = 2 940 nm) ein aussichtsreicher Kandidat zu werden. Seine Strahlung fällt mit einer starken Absorptionsbande des Wassers zusammen, wodurch gute Schnitteigenschaften gegeben sind. Übertragung der Erbiumstrahlung durch Quarzglasfasern ist nicht möglich, ob andere flexible Fasersysteme wie As_2S_2 Anwendung in der Praxis finden, erscheint noch fraglich.

Zum Vergleich der Schnitteigenschaften dreier IR-Laser sind experimentelle Werte in Tabelle 1.4 zusammengestellt.
Nd-YAG- und Ho-YAG stehen bzgl. der Schnittqualität dem CO_2-Laser nach, weisen jedoch den entscheidenden Vorteil universeller Anwendbarkeit infolge der Strahltransmission durch flexible Lichtleiter auf.

1.9.2 Biologische Wirkungsmechanismen

Die biologischen Wirkungen lassen sich in thermische und athermische Wechselwirkungen untergliedern.

Thermische Prozesse

Photo-Koagulation. Temperaturerhöhung im Gewebe hängt von der zeitlichen Zuführung der Laserenergie und von den thermischen Eigenschaften des Gewebes ab, d. h. von spezifischer Wärmekapazität, Wärmeleitung und Konvektion (strömendes Blut).

Bei kurzzeitiger Energiezufuhr erfolgt keine Wärmeausbreitung vom Zielpunkt aus, die Abkühlung ist zu vernachlässigen. Als Folge des großen Tem-

Tabelle 1.4. IR-Laser als Skalpell, Schnittiefe

Laser	Nd-YAG	Ho-YAG	CO_2
Wellenlänge	1 064 nm	2 120 nm	10 600 nm
Transmission 0,1 mm H^2O	90 %	50 %	0,1 %
Schnittiefe (bei 1,5 mm/s und 25 W)	0,2 mm	0,5 mm	3,5 mm

peraturunterschieds zwischen Laserspot und Umgebung treten mechanische Spannungen auf, die zu einer Ablation ohne Erwärmung der Umgebung führen.

Bei Energiezufuhr über einen langen Zeitraum breitet sich die Wärme kugelförmig in die Umgebung aus. Der Wärmepuls (Lasereinstrahlung) ist lang im Vergleich zur thermischen Relaxationszeit (Einstellung eines Gleichgewichts zwischen Wärmezufuhr und -abführung). Diese beiden Grenzfälle demonstrieren die unterschiedliche Abnahme der Spitzentemperatur mit dem Abstand vom Bestrahlungszentrum. Eine quantitative Analyse ergibt, daß beim Kurzzeitpuls der Temperaturanstieg von der Energie abhängt ($\Delta T \sim E$), bei Langzeitbestrahlung von der Leistung ($\Delta T \sim P$), d. h. von der Rate, mit der Energie dem System zugeführt wird.

Ab einer kritischen Temperatur T_c treten irreversible Schädigungen auf. Die Dauer des Temperaturpulses ist entweder durch die Dauer des Erwärmungspulses oder durch die Diffusionszeit für die Kühlung der biologischen Substanz bestimmt. So beträgt z. B. bei Hämoglobin die Änderung von T_c nur 10 °C trotz Variation der Pulsdauer über 11 Größenordnungen.

Unterhalb von etwa 45 °C treten keine irreversiblen Schädigungen auf. Im Bereich 45–50 °C erfolgt eine Schädigung von Enzymen und der Zellmembran, verbunden mit einer Ödembildung.

Bei einer mehrere Sekunden andauernden Erwärmung des Gewebes setzt bei T_c = 60 °C die Gerinnung von Eiweiß ein. Die Denaturierung ist durch eine weißliche Verfärbung optisch erkennbar. Da gleichzeitig Blutkapillaren versiegelt werden, eignet sich die Koagulation zur Blutstillung. Wegen seiner Tiefenwirkung ist der Nd-YAG-Laser optimal zur Koagulation geeignet. Als neuere Anwendung ist die interstitielle Laserkoagulation zu erwähnen.

Photothermisches Schneiden und Verdampfen. Die starke Absorption infraroter Strahlung in Wasser führt bei T = 100 °C zum Sieden des Gewebswassers, zum Platzen einzelner Zellen und zur Schrumpfung des Gewebes. Bei Siedetemperatur des Wassers erfolgt trotz fortgesetzter Laserbestrahlung zunächst keine weitere Temperaturerhöhung, da die zugeführte Energie als Verdampfungswärme zur Änderung des Aggregatzustands verbraucht wird. Erst nach vollständiger Verdampfung des Wassers beginnt die Temperatur wieder zu steigen. Ab ca. 150 °C erfolgt eine Karbonisierung. Begünstigt durch die erhöhte Absorption der verkohlten Oberfläche erfolgt der weitere Temperaturanstieg relativ steil. Bei Temperaturen > 400 °C treten Vaporisation und Verbrennen auf.

Wegen der starken thermischen Wechselwirkung infolge der hohen Wasserabsorption ist die CO_2-Strahlung optimal zum Schneiden wasserhaltigen Gewebes. Das Fehlen flexibler Faserlichtleiter beschränkt jedoch die Anwendung des CO_2-Lasers auf geradsichtige, mit Spiegeln manipulierbare Strahlengänge. Für beliebige endoskopische Anwendungen können daher nur Nd-YAG und Ho-YAG eingesetzt werden.

Athermische Prozesse

Photoablation. Durch Aufbrechen molekularer Brücken wird Gewebe abgetragen („kalt verdampft"). Die eingestrahlte Energie dient zum Lösen chemischer Bindungen und zum Vaporisieren der Bruchstücke. Da an die Umgebung keine Wärme übertragen wird, können ohne Aufheizung feinste Gewebeschnitte gemacht werden. Die Photonen des Laserlichts müssen ausreichende Quantenenergie besitzen, um chemische Bindungen aufbrechen zu können. Daher werden im UV-Bereich strahlende Excimerlaser eingesetzt, die Impulse höchster Leistungsdichte (GW/cm2) liefern.

Photodisruption. Bei noch weiterer Steigerung der Leistungsdichte entsteht ein „optischer Durchbruch". Ein kurzlebiges laserinduziertes Plasma dehnt sich zunächst aus, um dann wieder in sich zusammenzufallen. Die von diesem explosionsartigen Vorgang ausgelösten mechanischen Stoßwellen werden zur Lithothripsie von Nierensteinen eingesetzt. Als Laser eignen sich Farbstoff- sowie Alexandritlaser. Als Beispiel für den hohen technologischen Entwicklungsstand sei vermerkt, daß durch Analyse des rückgestreuten Lichts eine Separierung von Stein und Gewebe möglich ist. Laserpulse zur Stoßwellenerzeugung werden nur freigegeben, wenn aus der Rückstreuung schwacher Laserstrahlung ein Stein als Ziel detektiert ist.

Photochemische Prozesse. Strahlung geringer Leistungsdichte aber langer Bestrahlungszeit kann lichtinduzierte chemische Reaktionen zwischen chromophoren Substanzen im Gewebe auslösen, ohne eine Erwärmung hervorzurufen. Neben körpereigenen Chromophoren sind selektive Anfärbungen bestimmter Zellen für Laserdiagnostik und Therapie von Bedeutung.

Diese Prozesse eröffnen die Möglichkeiten der photodynamischen Diagnostik und Therapie. Bei den derzeit am meisten untersuchten Hämatoporphyrinderivaten wird in der Tumordiagnostik die violette Strahlung des Stickstofflasers (λ = 406 nm) zur Anregung einer roten Fluoreszenz eingesetzt, zur Therapie wird rotes Licht eines Farbstoff- oder Golddampflasers (λ = 628 nm) eingestrahlt. In der experimentellen Forschung werden weitere tumorspezifische Photosensibilisatoren untersucht.

Laserbiostimulation. Laserbestrahlung niedriger Leistungsdichte wird in vielen Fällen erfolgreich zur Biostimulation der Wundheilung und in der Schmerztherapie eingesetzt. Auch über immunologische Effekte, über Anwendungen in der Reiztherapie und Akupunktur wird berichtet. Rotes Licht des HeNe-Lasers oder infrarote Strahlung des GaAs-Halbleiterlasers sollen besonders wirksam sein. Obwohl zahlreiche Untersuchungen durchgeführt wurden, steht ein gesichertes Verständnis der biostimulierenden Wirkung am Menschen noch aus. Insbesondere ist nicht eindeutig geklärt, ob in diesem Grenzgebiet schwacher Lichtstrahlung der Laser nur eine geeignete aber nicht unabdingbare Lichtquelle ist. Da die Kohärenz kaum eine Rolle spielt, bleibt der Laserstrahlung nur der Vorteil der Monochromasie. Mit einer inkohärenten Lichtquelle kann nur unter großem technischen Aufwand monochromatisches Licht erzeugt werden, das keine unerwünschte Beimischung anderer Strahlungsbereiche, insbesondere Wärmestrahlung enthält. Auch soweit laserspezifische Wirkungen bisher nicht zweifelsfrei nachgewiesen sind, können kostengünstige Laser (insbesondere Laserdioden) bei der hier angesprochenen athermischen Lichttherapie vorteilhaft eingesetzt werden.

Literatur

Anders A, Altheide HJ (1989) Laser. Thieme, Stuttgart

Barnes FS (1971) Biological damage resulting from thermal pulses, in laser applications in medicine and biology. Plenum, New York London

Beesley MJ (1976) Lasers and their applications. Taylor & Francis, London

Dändliker R (1971) Laser. Aargauer Tagblatt, Aarau

Dinstl K, Fischer PL (1981) Der Laser. Springer, Berlin Heidelberg

Frank F (1992) Biophysical Fundamentals for Laser Applications in Medicine. In: Bastert G, Wallwiener D (eds) Lasers in Gynecology. Springer, Berlin Heidelberg

Gürs K (1970) Laser. Umschau, Frankfurt am Main

Haina D, Waidelich W (1976) Kohärente Optik. Berichte Physikalisches Institut, TH Darmstadt

Hofstetter A (1988) Laserkoagulationsbehandlung von Urotheltumoren im oberen Harntrakt. In: Schüller J, Hofstetter A (Hrsg) Endourologie. Thieme, Stuttgart

Hofstetter A (1988) Laserkoagulationstherapie des Harnblasenkarzinoms. In: Schüller J, Hofstetter A (Hrsg). Endourologie. Thieme, Stuttgart

Hofstetter A, Frank F (1979) Der Neodym-YAG-Laser in der Urologie. Roche, Basel

Karamanolis S (1990) Das ABC der Lasertechnik. Elektra, München

Martelluci S, Chester AN (1984) Laser photobiology and photomedicine. Plenum, New York London

Parrish JA (1980) Photomedicine potentials for laser. In: Pratesi R, Sacchi CA (eds) Photomedicine and photobiology. Springer, Berlin Heidelberg New York Tokyo

Rother Ch (1993) Dornier-Medizintechnik. Pers. Mitteilung

Sutter E, Schreiber P, Ott G (1989) Handbuch Laserstrahlenschutz. Springer, Berlin Heidelberg New York Tokyo

Waidelich W (1972) Kohärente Optik. Strahlenschutz in Forschung und Praxis, Bd. XII. Thieme, Stuttgart

Wolbarsht ML (1971) Laserapplications in medicine and biology. Plenum, New York London

2 Sicherheit bei Laseranwendung

F. Frank, F. Wondrazek

2.1 Gefährdung durch Lasersysteme

Lasersysteme werden in zunehmendem Maße in der Medizin eingesetzt. Die gegenwärtig verwendeten medizinischen Lasersysteme bestehen aus dem Lasergrundgerät, einem Strahlführungssystem sowie von der Indikation bestimmten Applikationsinstrumenten. Ihr Einsatz für Eingriffe in der Medizin setzt eine vollkommene Sicherheit des Patienten, des Arztes und des Hilfspersonals gegen Laserstrahlschäden voraus. Das Ziel der klinischen Laserbehandlung ist eine definierte Denaturierung von organischem Gewebe, wobei die Laserstrahlung in dem Behandlungsbereich eine ausreichende Intensität haben muß, um die gewünschte Wirkung hervorzurufen. Gleichzeitig muß aber gewährleistet sein, daß die Strahlintensität außerhalb des Behandlungsbereichs so abgeschwächt ist, daß keine Gefährdung für den behandelnden Arzt sowie das Hilfspersonal besteht. Ferner muß insbesondere bei evtl. unbeabsichtigter Auslösung der Strahlung außerhalb des Operationsfelds ausreichender Schutz vor der Strahlung gegeben sein.

Bei Beachtung aller erforderlichen Sicherheitsmaßnahmen ist eine für Patient, Arzt und Personal sichere Anwendung von Lasern in der Medizin gewährleistet.

2.1.1 Elektrische Gefährdung

Im Lasergrundgerät wird Laserstrahlung mittels elektrischer Energie erzeugt. Damit besteht eine Gefährdung durch Elektrizität. Wird ein nach den Regeln der Technik gefertigtes Lasergerät bestimmungsgemäß eingesetzt, so ist es nicht gefährlicher als jedes herkömmliche elektromedizinische Gerät.

2.1.2 Biologische Gefährdung

Die besondere laserspezifische Gefährdung beruht auf der scharfen Bündelung der abgegebenen elektromagnetischen Strahlung. So wie die Parameter Wellenlänge, Leistung, Energie und Impulsdauer von Laserstrahlung für den Erfolg einer Therapie maßgebend sind, bestimmen sie auch den Grad der Gefährdung an Augen und Haut des behandelnden Arztes, des Hilfspersonals und des Patienten.

Durch die starke Fokussierwirkung des Auges ist die Netzhaut der gefährdetste Teil des menschlichen Körpers. Laserstrahlenschutz ist deshalb primär Schutz des Sehvermögens (Hillenkamp et al. 1980; Sliney u. Wolbarsht 1981; Winburn 1985; Sliney u. Trokel 1993).

Wellenlängenabhängigkeit

Laserstrahlung im ultravioletten Spektralbereich mit Wellenlängen unterhalb 380 nm wird in biologischem Gewebe stark absorbiert. Dies führt zu einer Gefährdung der Hornhaut und der Linse des Auges, die derjenigen der übrigen Haut entspricht. Im gesamten ultravioletten Spektralgebiet ist die biologische Wirkung der Strahlung kumulativ, ähnlich wie bei ionisierender Strahlung. Der ultraviolette Spektralbereich wird eingeteilt in UV-A, UV-B und UV-C.

Der Spektralbereich des UV-A erstreckt sich von 315–389 nm. Laserstrahlung dieser Wellenlänge dringt einige Millimeter in die Haut ein und führt zu schwacher Pigmentierung. Im Auge wird das Laserlicht hauptsächlich in der Linse absorbiert und führt zur Kataraktbildung.

Der UV-B-Bereich liegt zwischen 280 und 315 nm. Bei diesen Wellenlängen kommt es zu Erythembildung mit sekundärer Pigmentierung der Haut. Am Auge ruft diese Strahlung eine Photokeratitis hervor.

Unterhalb von 280 nm erstreckt sich der UV-C-Bereich. In diesem Gebiet dringt die Strahlung nur noch in dünne Oberflächenschichten biologischen Gewebes und hat ähnliche Auswirkungen wie UV-B-Strahlung.

UV-Strahlung kann außerdem durch seine Zellwirkung zu Spätschäden führen. UV-Licht fördert die vorzeitige Alterung der Haut durch Degeneration der Hautzellen sowie die Entstehung verschiedener Hautkrebsarten.

Der sichtbare Spektralbereich liegt zwischen den Grenzen 380 und 780 nm. Unterhalb 380 nm setzt die Absorption der vorderen Augenmedien ein. Oberhalb 780 nm nimmt die Empfindlichkeit der Netzhaut stark ab. Sichtbare Strahlung stellt aufgrund der fokussierenden Wirkung des Auges eine extreme Gefährdung der Netzhaut dar. Die Zunahme der Bestrahlungsstärke, ausgehend von der Hornhaut bis zur Netzhaut, entspricht dem Verhältnis der Pupillenfläche zur Fläche des Bildes auf der Netzhaut. Das gesamte Licht, das durch die Pupille mit einem Durchmesser von 5 mm bis maximal 7 mm fällt, wird auf die Netzhaut abgebildet. Der Durchmesser dieses Bildes ist für Parallelbündel, wie sie aus den meisten Lasern austreten, durch die Beugungsbegrenzung der Pupille gegeben. Als typischer Wert kann 10 μm angenommen werden. Daraus ergibt sich eine Zunahme der Bestrahlungsstärke zwischen Hornhaut und Netzhaut um den Faktor $5 \cdot 10^5$. Im kurzwelligen Teil des Spektrums ist die biologische Wirkung wie im UV-Bereich vorwiegend durch photochemische Prozesse bestimmt. Im langwelligen Teil dagegen ist die biologische Wirkung durch die Wärmewirkung der im Gewebe absorbierten Strahlung gegeben.

Im infraroten Spektralbereich, der vom sichtbaren Bereich bis zum Mikrowellengebiet reicht, ist die schädigende Wirkung rein thermisch. Aufgrund des unterschiedlichen Absorptionsverhaltens von Gewebe läßt sich das IR-Gebiet in 3 Teilbereiche gliedern.

Laser im Bereich des IR-A von 780–1 400 nm stellen für das Auge eine besondere Gefahr dar, da Licht dieser Wellenlängen bis zur Netzhaut vordringen kann ohne einen Lichteindruck im Auge zu erzeugen.

Im Spektralbereich des IR-B, der sich bis 3 000 nm erstreckt, ist die Wasserabsorption bereits so hoch, daß die Netzhaut des Auges nicht mehr erreicht werden kann. Durch Absorption in der Linse und der Iris kann Katarakt erzeugt werden.

Den Infrarotbereich mit Wellenlängen größer 3 000 nm bezeichnet man als IR-C. In diesem Gebiet ist die Eindringtiefe der Strahlung aufgrund der starken Wasserabsorption wesentlich kleiner als 1 mm (Abb. 2.1).

Aufgrund der unterschiedlichen Absorption von Laserlicht in der Hornhaut, der Linse, der Augenkammer und der Netzhaut sind die möglichen Schädigungen der einzelnen Strukturen des Auges spektralabhängig (Holzinger et al. 1978, Abb. 2.2).

Zeitabhängigkeit

Je nach Einwirkdauer bzw. Impulsdauer der Laserstrahlung können unterschiedliche physikalische und biochemische Prozesse ablaufen. Kontinuierliche Bestrahlungen über Zeiten, die groß gegen die thermische Zeitkonstante des biologischen Gewebes sind, verursachen im Gewebe eine Temperaturerhöhung,

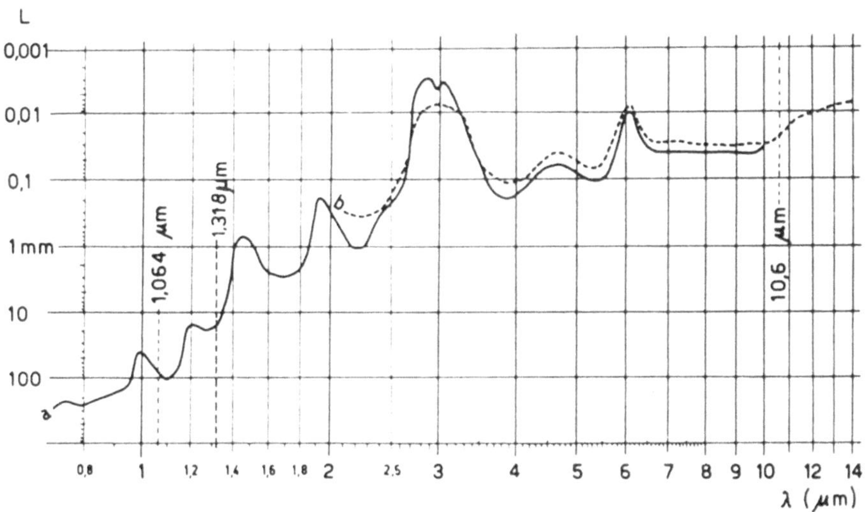

Abb. 2.1. Eindringtiefe elektromagnetischer Strahlung verschiedener Wellenlängen in Wasser. (*a:* Bayly et al. 1963; *b:* Bramson 1968)

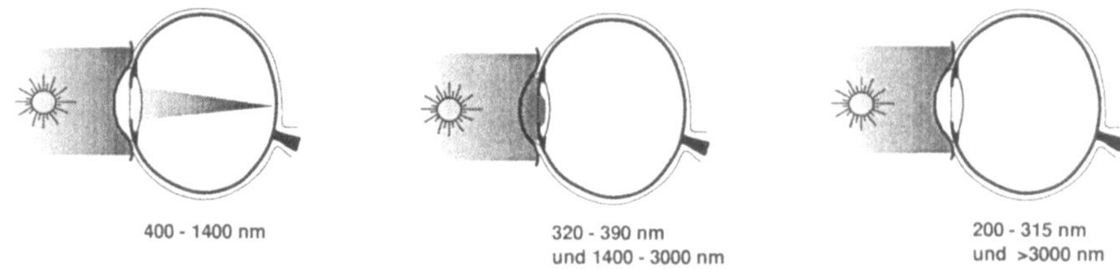

Abb. 2.2. Schädigungsmöglichkeiten der unterschiedlichen Strukturen des menschlichen Auges

die proportional der eingestrahlten Leistung ist. Es besteht ein Gleichgewicht zwischen Energiezufuhr und Energieableitung durch Wärmeleitung. Somit ist die Bestrahlungsstärke, gemessen als Leistung pro Fläche, der entscheidende Parameter. Sind die biologischen Zeitkonstanten größer als die Einwirkzeit, so ist die Wirkung proportional zur Strahlungsdosis, und der bestimmende Parameter ist die Bestrahlung als Energie pro Fläche. Mit abnehmender Impulsdauer können zusätzliche Schädigungsmechanismen auftreten. So kann ein schneller Temperaturanstieg über die damit verbundene Wärmeausdehnung akustische Stoßwellen auslösen. Stoßwellen werden auch durch Verdampfungsprozesse verursacht. Mit weiter verringerter Impulsdauer wird die elektrische Feldstärke so groß, daß ein elektrischer Lawinendurchbruch im biologischen Gewebe auftreten kann. Dieser Durchbruch entsteht durch die Beschleunigung freier Elektronen, die im Gewebe vorhanden sind und bei hohen elektrischen Feldstärken auch durch Mehrphotonenprozesse erzeugt werden. Die verschiedenen Schädigungsmechanismen sind zeit- und bestrahlungsstärkeabhängig (Sutter et al. 1989) (Abb. 2.3).

Charakteristik der Strahlungsquelle

Neben den physikalischen Strahlungsparametern wie Wellenlänge, Impulsdauer und Leistung bestimmen auch Ausdehnung und Entfernung der Strahlungsquelle den Gefährdungsgrad. Die ungünstigste Situation ist gegeben, wenn er Laserstrahl oder eine Laserstrahlreflexion als von einer Punktquelle ausgehend angenommen werden muß. Dies ergibt den kleinstmöglichen, durch das Auflösungsvermögen bestimmten Fleck auf der Netzhaut des Auges. Ein wesentlich günstigerer Fall liegt vor, wenn aufgrund der Abbildungsgeometrie von einer ausgedehnten Quelle ausgegangen werden kann, die oberhalb der Auflösungsgrenze des Auges liegt. Geht man von einer gleichen Bestrahlungsstärke auf der Hornhaut aus, so ist die Bestrahlungsstärke auf der Netzhaut bei der Betrachtung einer Punktquelle immer höher als bei der Betrachtung einer ausgedehnten Quelle.

Beachtet werden müssen auch Gefährdungen, die durch Reflexionen von Laserstrahlen, z. B. an medizinischen Instrumenten, auftreten können. Spiegelnde Reflexionen sind äußerst gefährlich, da die Punktquelleneigenschaften

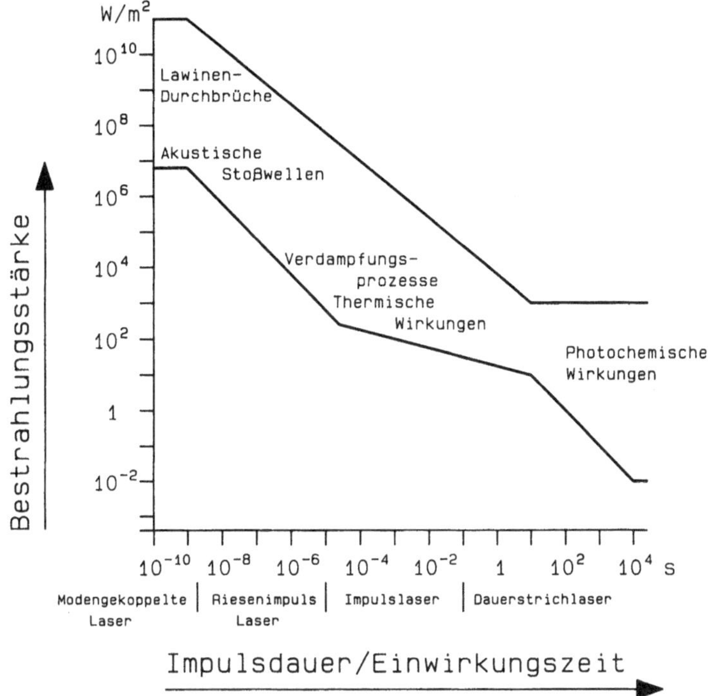

Abb. 2.3. Zeit- und Bestrahlungsstärkeabhängigkeit verschiedener Schädigungsmechanismen

des Laserstrahls erhalten bleiben. Diffuse Reflexionen dagegen verteilen das Laserlicht in einen großen Raumwinkel und lassen es als von einer ausgedehnten Quelle kommend erscheinen.

2.1.3 Chemische Gefährdung

Außer durch direkte Einwirkung der Laserstrahlung sind Patienten und Personal auch durch sekundäre Effekte gefährdet. Wegen der hohen Lichtintensitäten kann ein therapeutischer Laser als Zündquelle wirken. Feuergefährliche Materialien, die im OP-Bereich Verwendung finden (z. B. Lösungsmittel, Beatmungsgase, Abdeckmaterialien), können entflammen oder explodieren. Die Zersetzungsprodukte, die während einer Lasertherapie entstehen, können u. U. eine Gesundheitsgefährdung darstellen (Allgemeine Unfallversicherungsanstalt 1984).

2.2 Technische Regeln und Klassifizierung

Um dem Anwender die Einhaltung von Sicherheitsvorkehrungen zu erleichtern und damit den sicheren Umgang mit Lasergeräten zu gewährleisten, hat man ein Klassifizierungsverfahren für Lasersysteme, verbunden mit einem technischen Regelwerk mit entsprechenden Grenzwerten, festgelegt.

2.2.1 Bestrahlungsgrenzwerte

Die experimentellen Untersuchungen über die Schädigungsschwellen von Auge und Haut führten im Laufe der Zeit zu Grenzwerten für die zulässige Bestrahlung. Diese Grenzwerte werden MZB-Werte genannt (maximal zulässige Bestrahlung). Sie zeigen eine komplizierte Wellenlängen- und Zeitabhängigkeit. Diese Komplexität wird durch die Darstellung der Zeitabhängigkeit der maximal zulässigen Bestrahlung bei Punktquellen für verschiedene Wellenlängenbereiche für Auge (Abb. 2.4) bzw. Haut (Abb. 2.5) verdeutlicht. Die Grenzwerte für die Haut unterscheiden sich von denen für das Auge im sichtbaren und nahen infraroten Spektralbereich im wesentlichen durch den Verstärkungsfaktor in der Bestrahlungsstärke infolge der Fokussierung durch das Auge. Im ultravioletten und fernen infraroten Spektralbereich, wo diese Fokussierungswirkung entfällt, sind sie daher gleich. Die zulässigen Grenzwerte für den sichtbaren

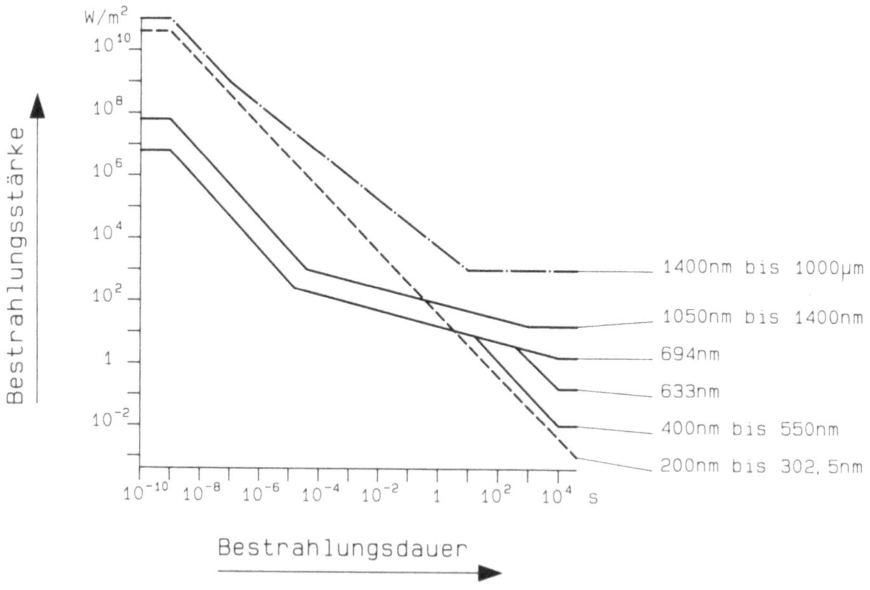

Abb. 2.4. Zeitabhängigkeit der maximal zulässigen Bestrahlungsstärke für das Auge

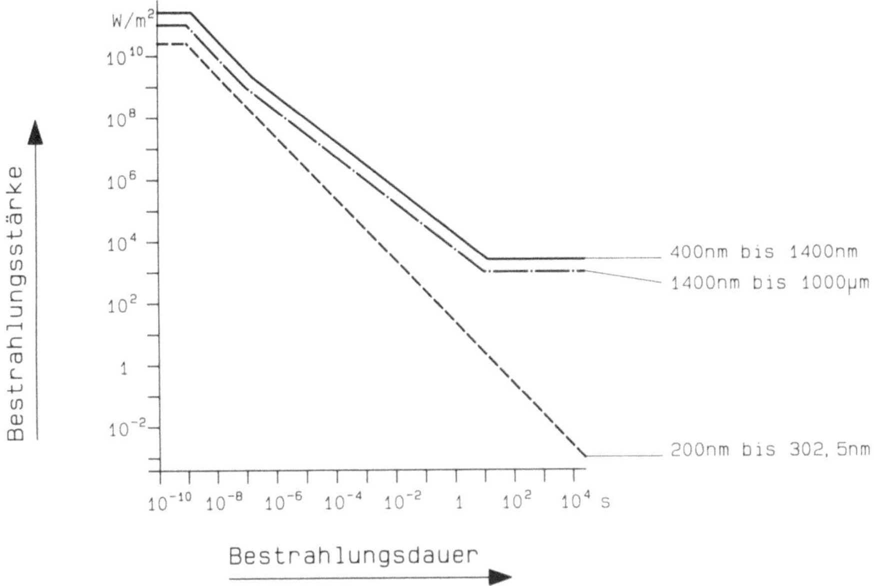

Abb. 2.5. Zeitabhängigkeit der maximal zulässigen Bestrahlungsstärke für die Haut

und nahen infraroten Spektralbereich sind um den Faktor 2 höher als für den fernen Infrarotbereich. Dies ist dadurch begründet, daß in diesem Gebiet die Eindringtiefe der Strahlung sehr hoch ist, so daß ein beträchtlicher Teil der Strahlung zurückgestreut wird und wieder aus dem Gewebe austritt. Dadurch ist die spezifische Volumenabsorption bei gleicher Bestrahlungsstärke geringer und die zulässigen Grenzwerte sind höher.

2.2.2 Laserbereich

Der gesamte räumliche Bereich, in welchem bei bestimmungsgemäßer Benutzung eines Lasergeräts die maximal zulässige Bestrahlung überschritten werden kann, ist der sog. Laserbereich. Die Ausdehnung und Abgrenzung dieses Bereichs kann letztlich nur durch Messung der Strahlenbelastung bestimmt werden.

Die medizinische Laseranwendung erstreckt sich von der Behandlung an der Körperoberfläche über die Behandlung an freigelegten Körperarealen bis hin zur endoskopischen und interstitiellen Behandlung in Körperhöhlen und einzelnen Organen, was zu gänzlich unterschiedlichen Laserbereichen führt, in denen eine Gefährdungsmöglichkeit besteht.

Beim Einsatz spezieller Applikationssysteme wie Endoskope bleibt der Laserbereich auf das Körperinnere des Patienten beschränkt. Bei Verwendung von Freihandinstrumenten mit Handapplikatoren dagegen kann sich der Laserbereich über den gesamten Operationssaal erstrecken (Frank u. Halldorsson 1982).

2.2.3 Technische Regeln

Technische Regeln stellen die Grundlage zum Schutz vor Laserstrahlung dar. Die grundlegende technische Regel für Strahlungssicherheit ist die Publication 825-1 „Safety of laser products: Equipment classification, requirements and user's guide" der International Electrotechnical Commission (IEC 1993).

Mit ihr identisch ist die DIN EN 60825-1 (1994) „Sicherheit von Laser-Einrichtungen". Sie führt das Laserklassensystem ein. Ein Hauptabschnitt enthält Anforderungen an den Hersteller von Lasereinrichtungen. Ein weiterer Hauptabschnitt gibt Richtlinien für den Benutzer von Laseranlagen wieder. Laserschutzfilter zum Einbau in Anlagen sowie Laserschutzbrillen werden in DIN EN 207 (1993) „Persönlicher Augenschutz" behandelt. Die elektrische Sicherheit von Laseranlagen wird durch die DIN 57836/VDE 0836 (1977) „VDE-Bestimmungen für die elektrische Sicherheit von Lasergeräten und -anlagen" geregelt. Ausgehend von den technischen Regeln wurden Vorschriften zum sicheren Umgang mit Laserstrahlen erstellt. Zum Schutz des Personals ist seit April 1988 die neue Unfallverhütungsvorschrift (1988) „Laserstrahlung" in Kraft. Sie gilt für die Erzeugung, Übertragung und Anwendung von Laserstrahlung. Die UVV „Laserstrahlung" enthält sehr ausführliche Durchführungsanweisungen. Eine wesentliche Vorschrift für den Schutz des Patienten ist die Medizingeräteverordnung (MedGV 1985). Sie gliedert sich in Pflichten des Betreibers und in Pflichten des Herstellers.

Die ausländischen technischen Vorschriften und Normen für den Schutz vor Laserstrahlung sind dem IEC-Dokument 825-1 inhaltlich ähnlich. Weit verbreitet sind die Standards des American National Standards Institute. Der Standard Z 136.1 „Safe use of lasers" (ANSI 1980) entspricht inhaltlich IEC 825. Der Standard Z 136.3 „Safe use of lasers in health care facilities" (ANSI 1988) regelt die Anwendung von Lasern im Medizinbereich.

2.2.4 Laserklassen

Wie bereits erwähnt werden in der DIN EN 60825-1 (1994) die Lasergeräte entsprechend ihrer physikalischen Parameter wie Leistung, Wellenlänge und Betriebsmodus (kontinuierlich oder gepulst) in sog. Laserklassen eingeteilt, um den Gefährdungsgrad sofort ersichtlich zu machen. Die Einteilung erfolgt in 4 Klassen, wobei mit zunehmender Klassennummer auch die Gefährdung größer wird. Die Bestrahlungsgrenzwerte der einzelnen Klassen nennt man GZS-Werte (Grenzwerte zugänglicher Strahlung).

Lasergeräte der Klasse 1 sind Geräte mit sehr schwacher Leistung, die hinsichtlich ihrer Strahlung vollkommen sicher sind. Die maximal zulässige Bestrahlung kann unter keinen Umständen überschritten werden. Für Dauerstrichlaser liegt die Grenze im Spektralbereich zwischen 400 und 550 nm bei 0,39 μW. Besondere Schutzmaßnahmen sind bei Lasergeräten der Klasse 1 nicht erforderlich. In die Klasse 1 fallen auch gekapselte Lasergeräte einer höheren Klasse. Durch Manipulation an solchen Geräten kann Strahlung einer höheren Klasse zugänglich werden.

Lasergeräte der Klasse 2 sind Geräte niedriger Leistung mit sichtbarer Strahlung, die entweder im Dauerstrich- oder Impulsbetrieb arbeiten. Die Ausgangsleistung oder -energie dieser Geräte ist für Expositionsdauern bis zu 0,25 s auf die Strahlungsgrenzwerte für die Klasse 1 beschränkt. Für Dauerstrichlaser beträgt die Grenze 1 mW. Für Lasergeräte der Klasse 2 ist der Augenschutz nur durch Abwendungsreaktionen einschließlich des Lidschlußreflexes sichergestellt.

Bei Lasergeräten der Klasse 3A ist die Ausgangsleistung für den sichtbaren Spektralbereich von 400 bis 700 nm auf 5 mW begrenzt. Richtungsveränderliche und wiederholt gepulste Lasersysteme im gleichen Spektralbereich dürfen die 5fachen Werte der Klasse 2 emittieren. Die Bestrahlungsstärke darf jedoch an keinem Ort im sichtbaren Strahl 25 W/m^2 überschreiten. Bei einem Pupillendurchmesser von 7 mm gelangt damit bei einem Dauerstrichlaser maximal 1 mW durch die Pupille ins Auge. In den anderen Spektralbereichen darf die Laserleistung das Fünffache des Strahlungsgrenzwerts der Klasse 1 erreichen, aber die Bestrahlungsstärke darf den MZB-Wert des Auges nicht überschreiten. Bei Verwendung von optischen Hilfsmitteln wie z. B. Fernrohren stellen Geräte der Klasse 3A in allen Spektralbereichen eine Gefahr für das Auge dar. Im sichtbaren Spektralbereich ist ohne Benutzung optischer Hilfsmittel der Augenschutz durch den Lidschlußreflex gewährleistet.

Bei Lasergeräten der Klasse 3B ist das direkte Blicken in den Strahl immer gefährlich. Die Betrachtung diffuser Reflexionen von unfokussierten Impulslasern ist nicht gefährlich; diffuse Reflexionen von Dauerstrichlasern sind bei Betrachtung aus größerer Entfernung ungefährlich. Dauerstrichlaser im sichtbaren oder unsichtbaren Spektralbereich dürfen 0,5 W nicht überschreiten und die Bestrahlung durch Impulslaser muß geringer als $10^5 J/m^2$ sein. Lasergeräte an der oberen Grenze der Klasse 3B überschreiten meist auch die MZB-Werte der Haut. Zusammen mit leicht entzündlichen Stoffen stellen sie eine Brandgefahr dar.

Lasergeräte der Klasse 4 sind Hochleistungsgeräte, deren Ausgangsleistungen die Grenzwerte für die Klasse 3B überschreiten. Die Strahlung der Geräte ist selbst nach diffuser Reflexion gefährlich für Auge und Haut. Sie kann Verletzungen der Haut verursachen und stellt eine Feuergefahr dar.

2.3 Schutzmaßnahmen

In der medizinischen Lasertherapie werden vorwiegend Lasersysteme der Klassen 3B und 4 eingesetzt. Um einen sicheren Umgang mit diesen Hochleistungslasern zu gewährleisten, müssen vom Hersteller sowie vom Betreiber dieser Laseranlagen eine Reihe von Schutzmaßnahmen getroffen werden (Allgemeine Unfallversicherungsanstalt 1985; Laser Institute of America 1983; Ringelhan et al. 1988).

2.3.1 Apparative Maßnahmen

Jedes medizinische Lasergerät muß vom Hersteller mit bestimmten Sicherheitseinrichtungen ausgestattet sein. Hierzu gehört ein Schlüsselschalter sowie ein Anschluß für eine fernbediente Sicherheitsverriegelung (Türkontaktstecker). Falls Laserstrahlung abgegeben wird, muß eine hörbare und/oder sichtbare Warnung eintreten. Es muß eine Meßvorrichtung eingebaut sein, welche die Stärke der zur Bestrahlung des menschlichen Körpers benutzte Laserstrahlung mit nicht mehr als ± 20 % Meßunsicherheit mißt. Bei Fehldosierung muß eine Warneinrichtung ansprechen. Weiterhin ist eine Vorrichtung zur Anzeige des Auftreffpunkts des Therapiestrahls vorgeschrieben. In vielen Fällen wird hierzu ein schwacher Laserstrahl als sog. Pilotlicht benutzt.

2.3.2 Organisatorische Maßnahmen

Zur Vermeidung von Laserstrahlungsschäden hat der Betreiber von Lasergeräten zahlreiche Vorsichtsmaßnahmen zu beachten. Für jedes betriebene Lasergerät muß er einen Laserschutzbeauftragten benennen, der für alle Schutzmaßnahmen voll verantwortlich ist. Am Lasergerät darf nur besonders ausgebildetes Personal arbeiten. Alle Personen, die bei einer Laseroperation beteiligt sind, müssen über die Wirkungen der Laserstrahlung, deren Gefahren und die erforderlichen Schutzmaßnahmen unterrichtet sein. Vor dem Einsatz ist die Funktionssicherheit des Lasergeräts zu überprüfen. Es muß ein Gerätebuch geführt werden. Die Gerätepflege hat nach der Gebrauchsanweisung zu erfolgen. Die sicherheitstechnischen Kontrollen sind regelmäßig durchzuführen. Die Inbetriebnahme einer Lasereinrichtung sowie evtl. auftretende Unfälle sind der für den Arbeitsschutz zuständigen Behörde anzuzeigen.

2.3.3 Installatorische Maßnahmen

Bei medizinischen Laseranwendungen erstreckt sich der Laserbereich über den ganzen Raum, in dem die MZB-Werte durch freie Laserstrahlung, Reflexionen an Instrumenten oder Zwischenfälle, wie unvorsichtiges Hantieren mit dem

Lichtleiter oder Bruch des Lichtleiters, überschritten werden können. Dies wird häufig der gesamte Operationssaal sein, so daß zweckmäßigerweise ein Teil durch Stellwände oder Vorhänge abgetrennt werden sollte, um den Laserbereich zu verkleinern. Die Zugänge zum Laserbereich müssen mit dem Laserwarnzeichen gekennzeichnet sein (Abb. 2.6). Beim Betreten des Laserbereichs durch unbefugte Personen soll das Lasergerät durch die eingebaute fernbedienbare Sicherheitsverriegelung abgeschaltet werden. Zum Schutz gegen unbefugtes Benützen der Laseranlage soll der Schlüssel des Schlüsselschalters abgezogen und sicher verwahrt werden.

2.3.4 Maßnahmen zum Augenschutz

Alle im Laserbereich anwesenden Personen müssen zum Schutz der Augen Laserschutzbrillen tragen. Die Laserschutzbrille muß das Auge allseitig vor der Strahlung schützen. Das Filtermaterial muß aufgrund seiner optischen Dichte die Laserstrahlung so weit abschwächen, daß die MZB-Werte auf der Hornhaut nicht erreicht werden. Das Schutzfilter und der Tragekörper müssen der auftreffenden Strahlung nach DIN EN 207 (1993) mindestens 10 s standhalten. Es ist weiterhin darauf zu achten, daß die Brillen möglichst viel sichtbares Licht transmittieren und eine möglichst geringe Farbverfälschung erzeugen. Der Augenschutz soll angenehm zu tragen sein, ein möglichst weites Gesichtsfeld bieten und bei gleichzeitiger Durchlüftung dicht sitzen.

Verwendete optische Einrichtungen wie Endoskope oder Mikroskope müssen mit geeigneten Schutzfiltern ausgerüstet sein, sofern die MZB-Werte überschritten werden können.

Um gefährliche Reflexionen zu vermeiden, müssen medizinische Instrumente im Laserbereich matte oder dunkle Oberflächen aufweisen und über möglichst kleine Radien verfügen. Plane Oberflächen sollten vermieden werden. Die nötige Rauhtiefe zur Erzeugung diffuser Reflexionen hängt dabei von der Laserwellenlänge ab. Auch Wände und Fußböden im Laserbereich sollten keine spiegelnden Reflexionen verursachen. Fenster im Laserbereich müssen abgedeckt werden.

Abb. 2.6. Laserwarnzeichen

2.3.5 Maßnahmen gegen chemische Gefahren

Wegen der bestehenden Brand- und Explosionsgefahr beim Einsatz von Hochleistungslasern sollen bei Lasereingriffen keine feuergefährlichen Flüssigkeiten verwendet werden. Bei der medizinischen Anwendung von Laserstrahlung im Bereich von Organen, Körperhöhlen und Tuben, die brennbare Gase oder Dämpfe enthalten können, müssen Schutzmaßnahmen gegen Brand- und Explosionsgefahr getroffen werden. Tuben, die Sauerstoff oder brennbare Narkosegase führen, müssen aus Materialien bestehen oder mit Materialien umhüllt sein, die gegen Laserstrahlung ausreichend beständig sind. Hilfsgeräte und Abdeckmaterialien, die während einer Operation versehentlich der Laserstrahlung ausgesetzt werden können, müssen schwer entflammbar sein. Bei Abdecktüchern kann durch Anfeuchten die Gefahr einer Zündung herabgesetzt werden.

Die bei chirurgischen Eingriffen häufig entstehenden Dämpfe sollen möglichst unmittelbar am Entstehungsort abgesaugt werden, da sie gesundheitsgefährdend sein können und darüber hinaus auch die Sicht im Operationsfeld beeinträchtigen.

2.3.6 Maßnahmen zum Patientenschutz

Beim Patienten können die Augen und die Hautpartien außerhalb des Operationsbereichs durch unbeabsichtigte Bestrahlung geschädigt werden. Dies kann durch geeignete Abdeckungen vermieden werden. Bei Verwendung von Laserstrahlung mit hoher Eindringtiefe in biologischem Gewebe müssen tieferliegende Organe, Gefäße und Nerven durch vorsichtige Dosierung von Leistung und Einwirkdauer gegen ungewollte Beschädigung geschützt werden.

2.4 Zusammenfassung

Der bestimmungsgemäße Einsatz von medizinischen Lasergeräten unter Verwendung des durch die Art der Behandlung bestimmten Zubehörs ist nicht gefährlicher als der Einsatz jedes anderen elektromedizinischen Gerätes. Der laserspezifischen Gefährdung von Auge und Haut wird dabei durch die Festlegung von maximal zulässigen Bestrahlungswerten (MZB) und daraus resultierenden Sicherheitsmaßnahmen Rechnung getragen.

Die Tatsache, daß mögliche Schädigungen durch Laserstrahlung leistungs-, energie- und wellenlängenabhängig sind, hat zur Einteilung der Lasergeräte in bestimmte Gefahrenklassen geführt. Entsprechend der Klasseneinteilung sind die notwendigen Schutzmaßnahmen festgelegt.

Geräte der Klasse 1 sind eigensicher, d. h. ein Blick in den direkten Laserstrahl ist nicht gefährlich. Bei Klasse 2 schützt der Lidschutzreflex vor irreversiblen Schäden. Bei Klasse 3 A kann der Blick in den Strahl mit optischen Instrumenten gefährlich sein. Nur das Betrachten einer diffusen Reflexion von Lasergeräten der Klasse 3 B ist statthaft, während bei der Klasse 4 selbst jede diffuse Reflexion gefährlich ist.

Die in der Medizin eingesetzten Lasersysteme sind überwiegend der Klasse 4 und einige der Klasse 3 B zuzuordnen. Als Schutzmaßnahmen sind neben organisatorischen Vorkehrungen das Tragen von Schutzbrillen und die Verwendung von Schutzfiltern beim Einsatz von optischen Instrumenten unbedingt erforderlich.

Literatur

Allgemeine Unfallversicherungsanstalt (1984) Experimentelle Studien zur Sicherheit bei der Anwendung des Lasers in der Medizin. Schriftenreihe Bd 1/84, Wien

Allgemeine Unfallversicherungsanstalt (1985) Medizinische Anwendung des Lasers. Merkblatt M17, Wien

American National Standards Institute, ANSI (1980) Safe use of lasers. Standard Z-136.1, New York

American National Standards Institute, ANSI (1988) Safe use of lasers in health care facilities. Standard Z-136.3, New York

Bayly IG, Karth VB, Stevence WH (1963) The absorption spectra of liquid phase H_2O, HDO and D_2O from 0,7 µm to 10 µm. Infrared Physics 3: 211–223

Bramson M (1968) Infrared radiation. A handbook for applications. Plenum, New York

DIN 57836/VDE 0836 (1977) VDE-Bestimmung für die elektrische Sicherheit von Lasergeräten und -anlagen. Beuth, Berlin

DIN EN 207 (1993) Persönlicher Augenschutz. Beuth, Berlin

DIN EN 60825-1 (VDE 0837) (1994) Sicherheit von Laser-Einrichtungen. Beuth, Berlin

Frank F, Halldorsson T (1982) Untersuchungen zur Sicherheit bei der klinischen Anwendung des Neodym-YAG-Lasers. Biomed 4: 30

Hillenkamp F, Pratesi R, Sacchi CA (1980) Lasers in biology and medicine. Plenum, New York

Holzinger G, Kroy W, Schreiber P, Sutter E (1978) Schutz vor Laserstrahlen. Schriftenreihe Arbeitsschutz Nr. 14, Bundesanstalt für Arbeitsschutz und Unfallforschung, Dortmund

IEC Publication 825-1 (1993) Safety of laser products: Equipment classification, requirements and user's guide. Bureau Central de la Commission Electrotechnique Internationale, Genf

Laser Institute of America (1983) Lasers safety guide. Toledo

Medizingeräteverordnung – MedGV (1985) Verordnung über die Sicherheit medizinisch-technischer Geräte. Bibliomed, Melsungen

Ringelhan H, Senz RG, Berlien HP, Müller G (1988) Laser sicher angewandt. Krankenhaus Techn: 24

Sliney D, Trokel S (1993) Medical lasers and their safe use. Springer, Berlin Heidelberg New York Tokyo
Sliney D, Wolbarsht M (1981) Safety with lasers and other optical sources. Plenum, New York
Sutter E, Schreiber P, Ott G (1989) Handbuch Laser-Strahlenschutz. Springer, Berlin Heidelberg New York Tokyo
Unfallverhütungsvorschrift (1988) Laserstrahlen VBG 93. Heymanns, Köln
Winburn DC (1985) Practical laser safety. Dekker, New York

3 Zertifizierungsprogramm, Medizingeräteverordnung und Laserschutzbeauftragter

B. Fuchs, H.-P. Berlien, G. Müller, W. Gorisch

3.1 Das Zertifizierungsprogramm der Deutschen Gesellschaft für Lasermedizin DGLM

Seit der Einführung des Lasers in die medizinische Diagnostik und Therapie hat es auf diesem Gebiet eine rasante Weiterentwicklung gegeben.

Einerseits kann dieses Therapieinstrument zum Wohl des Patienten beitragen, andererseits kann es helfen, die explosionsartig gestiegenen Kosten im Gesundheitswesen zu reduzieren.

Wie bei jeder neuen hochentwickelten Technologie gibt es jedoch Probleme bei der Qualifizierung desjenigen Personals, das mit dieser neuen Technologie verantwortungsbewußt umzugehen hat.

Der Lasereinsatz in der Medizin läßt sich dabei in 3 ganz unterschiedliche Arten unterteilen:

- Laser als primäres Therapieinstrument, z. B. bei der photodynamischen Therapie oder der Laserangioplastie etc.;
- Laser als fakultatives Hilfsinstrument, z. B. als Skalpell;
- Laser als diagnostisches Instrument.

In der Bundesrepublik Deutschland schreibt die Medizingeräteverordnung (MedGV) Betreibern von Geräten der Gruppe 1 (nahezu alle in der Medizin eingesetzten Lasergeräte) eine entsprechende Sachkunde vor. Daneben legt die Unfallverhütungsvorschrift VBG 93 „Laserstrahlung" beim Betrieb von Lasern der Laserklasse 4 – auch hierzu gehören nahezu alle medizinisch genutzten Lasersysteme – die Bestellung eines Laserschutzbeauftragten mit entsprechender Sachkunde fest. Für den an der kassenärztlichen Versorgung beteiligten Arzt schreibt das V. Buch des Sozialgesetzbuches bei Behandlungsmethoden, die wegen ihrer Eigenart besondere Kenntnisse und Erfahrungen voraussetzen, eine entsprechende Qualifikation vor.

Vergleichbar dem Ultraschall stellt der Laser in der Medizin ein fachübergreifendes Instrument dar.

Die Tatsache, daß der Laser sowohl fachspezifisch, in einem großen Umfang jedoch auch fachübergreifend, z. B. in der photodynamischen Therapie oder der interstitiellen Thermotherapie, eingesetzt wird, macht es erforderlich, daß es eine gebietsübergreifende Qualifizierung ärztlichen Personals geben muß.

Diese Problematik hat die Deutsche Gesellschaft für Lasermedizin (DGLM) erkannt und 1984 einen Zertifizierungsausschuß mit der Aufgabe betraut, ein Zertifizierungskonzept zu erarbeiten. Diese Konzept wurde 1986 vorgelegt und nachdem entsprechende Richtlinien für einen fachübergreifenden Sachkundekurs erarbeitet wurden, diese Kurse durchgeführt. Im Jahr 1988 wurde dieses Ausbildungskonzept von der Mitgliederversammlung der DGLM endgültig beschlossen und um die Durchführung der gebietsspezifischen Fachkundekurse erweitert. Mit gewissen Modifikationen wurde dieses Ausbildungskonzept auch von European Laser Association (ELA) für die europäische Gemeinschaft empfohlen. Auf ihrer Mitgliederversammlung 1992 wurde die Leitung der Kommission für Zertifizierungsrichtlinien vom Präsidium der DGLM beauftragt, weitere Schritte zur Einführung der Zusatzbezeichnung „Lasermedizin" bei der Kassenärztlichen Bundesvereinigung (KBV) und beim Deutschen Ärztetag (DÄ) einzuleiten.

Das verabschiedete Ausbildungskonzept gliedert sich im wesentlichen in einen Sachkunde- und einen Fachkundekurs.

Der Sachkundekurs vermittelt fachübergreifend die physikalisch-technischen Grundlagen des Lasers, Lasergewebewirkungen und grundsätzliche Anwendungsprinzipien, die Prinzipien von medizinischen Lasersystemen und Zubehör. Ferner werden mögliche Fehlerquellen beim Lasereinsatz diskutiert und die gesetzlichen Sicherheitsvorschriften und Normen sowie sich daraus ableitende praktische Sicherheitsmaßnahmen vermittelt. In praktischen Übungen mit marktgängigen Lasersystemen und Zubehör werden an Gewebepräparaten typische Lasergewebewirkungen vorgestellt.

Dies stellt die Qualifikation für den Laserschutzbeauftragten und die erforderliche Sachkunde für den Geräteverantwortlichen nach der Medizingeräteverordnung dar.

Darüber hinaus führt die Sachkundeausbildung im ersten Abschnitt auch für andere Berufsgruppen, die die Aufgabe eines Laserschutzbeauftragten übernehmen, wie das medizinische Assistenzpersonal und Krankenhaustechniker bzw. Medizinphysiker, zu dieser Qualifikation. Die Ausbildung dieses Personenkreises an überregionalen Zentren für die Sachkundeausbildung in der Lasermedizin ist solchen Ausbildungsstätten vorzuziehen, die auch Laserschutzbeauftragte für den industriellen Bereich ausbilden, da sonst nicht die Vermittlung der spezifischen Probleme des Lasereinsatzes in der Medizin gewährleistet ist.

In einem zweiten Abschnitt erfolgt dann die Fachkundeausbildung an regionalen fachspezifischen Zentren im Rahmen von Fachkundekursen, bei denen themenbezogen Informationen über Indikation und Kontraindikationen, besondere Anwendungsrichtlinien und Nachsorgeprobleme vermittelt werden.

Schwerpunkte der Fachkundeausbildung bilden die praktischen Übungen. In-vitro-Übungen sollen sich auf die Handhabung neuen, fachgebietsspezifischen Instrumentariums beschränken. Video-live-Übertragungen aus dem Operationssaal und praktische Übungen haben den Vorrang.

Die erfolgreiche Teilnahme an anerkannten Sach- und Fachkundekursen wird durch Zertifikate der DGLM bestätigt.

3.2 Medizingeräteverordnung und Laserschutzbeauftragter

W. Gorisch

In diesem Kapitel sind 2 Rechtsbereiche angesprochen, deren Regelungen unterschiedlich entstanden sind und eigentlich 2 voneinander abgrenzbare Verantwortlichkeitsbereiche des behandelnden Arztes betreffen.

Zum einen geht es um die *sachgerechte therapeutische Handhabung* von Lasergeräten, zum anderen um den *Unfallschutz* von Patienten und Mitarbeitern.

Seit dem 1. Januar 1986 ist die Medizingeräteverordnung (MedGV) in Kraft. Die MedGV regelt u. a. Fragen der Zulassung vor Inverkehrbringen durch den Hersteller und Vorschriften für das Errichten und Betreiben.

Da sich dieses Kapitel besonders dem Laser widmet, würde eine umfassende Würdigung der gesamten MedGV den gesteckten Rahmen sprengen. Im folgenden sollen nur die Anforderungen der MedGV besprochen werden, zu denen laserspezifische Detailaussagen gemacht werden können. Es wird empfohlen, in Zweifelsfällen den MedGV-Beauftragten der jeweiligen Institution heranzuziehen.

Die MedGV fordert in § 6 Absatz 3:

Medizinisch-technische Geräte der Gruppen 1, 3 und 4 dürfen nur von Personen angewendet werden, die aufgrund ihrer Ausbildung oder ihrer Kenntnisse und praktischen Erfahrungen die Gewähr für eine sachgerechte Handhabung bieten.

Laserchirurgiegeräte gehören zur Gerätegruppe 1, ihre Benützung unterliegt deshalb dieser Forderung. Allerdings gibt es z. Z. (November 1993) noch keine rechtlich gültige Regelung, die es für den Einzelfall erlaubt, festzustellen, ob die Kenntnisse eines Therapeuten und seine praktischen Erfahrungen mit Laser im Sinne der MedGV ausreichend sind, bzw. wo solche ausreichenden Kenntnisse und Erfahrungen erworben werden können.

Da diese Frage eigentlich in den Bereich der Verantwortlichkeit und Qualität des ärztlichen Handelns gehört, wird sie im Konfliktfall ohnehin unter juristischen Aspekten erörtert werden, wobei wohl alle persönlichen Bemühungen um Sachkenntnis und der vorhandene Erfahrungsschatz zu würdigen und am Stand des Wissens zu messen wären.

Um hier eine Hilfestellung zu geben, hat die Deutsche Gesellschaft für Lasermedizin Zertifizierungsrichtlinien zur Qualifikation ärztlichen Personals für die Laseranwendung in der Medizin [1] in Form eines Konzepts erarbeitet, dessen Absicht auch darauf gerichtet ist, beim Deutschen Ärztetag eine Zusatzbezeichnung zu erwirken und ferner als Grundlage für die Errichtung von Abrechnungsrichtlinien bei der Kassenärztlichen Bundesvereinigung zu dienen.

Das Konzept gliedert sich in 2 Ausbildungsschwerpunkte, nämlich die Sachkunde und die Fachkunde.

Die *Sachkunde* umfaßt danach „fächerübergreifend die physikalisch-technischen Grundlagen des Lasers, Lasergewebewirkungen und grundsätzliche Anwendungsprinzipien, die Prinzipien von medizinischen Lasersystemen und Zubehör, Informationen über Fehlerquellen beim Lasereinsatz, die gesetzlichen Sicherheitsvorschriften und Normen und die sich daraus ableitenden praktischen Schutzmaßnahmen".

Die *Fachkunde* enthält Themen wie „Indikationen, Kontraindikationen sowie Vorbereitung und Nachsorge" bei der Anwendung von Lasergeräten mit dem Schwerpunkt auf praktischen Übungen und OP-live-Vorführungen oder -übertragungen.

Diese Sach- und Fachkundeinhalte werden von diversen Institutionen in Kursform angeboten und zertifiziert (Auskunft gibt die Deutsche Gesellschaft für Lasermedizin, Generalsekretariat z. Z. Prof. Dr. Landthaler, Dermatologische Klinik der Universität, Franz-Josef-Strauß Allee 11, D-93053 Regensburg).

Die MedGV verpflichtet den Anwender auch auf den Unfallschutz, so in § 6 Absatz 1:

Lasergeräte dürfen nur bestimmungsgemäß, nach den Vorschriften dieser Verordnung, den allgemein anerkannten Regeln der Technik sowie den Arbeitsschutz- und Unfallverhütungsvorschriften errichtet und betrieben werden.

Der Verordnungstext macht die Einhaltung der Unfallverhütungsvorschriften zur Pflicht, eigentlich überflüssigerweise, denn diese ist rechtlich ohnehin uneingeschränkt zwingend vorgeschrieben. Dieser Pflicht unterliegen die Führung des Krankenhauses und alle darin beschäftigten Personen. Vorgesetzte haben bzgl. der Unfallverhütung eine besondere Verantwortung gegenüber ihren Mitarbeitern und den Patienten.

Werden Laser eingesetzt, so ist die *Unfallverhütungsvorschrift UVV Laserstrahlung, VBG 93,* anwendbar (in den Zuständigkeitsbereichen der gemeindlichen Unfallversicherungsträger wird die Unfallverhütungsvorschrift Laserstrahlung mit GUV 2.20 bezeichnet; beide Vorschriftentexte sind identisch). Die derzeit neueste Fassung ist vom 1. Januar 1993. Die Unfallverhütungsvorschriften sind bei den jeweiligen Unfallversicherungsträgern kostenlos erhältlich.

Die UVV besteht aus einem Vorschriftenteil und den Durchführungsanweisungen (DA):

„Die Durchführungsanweisungen geben vornehmlich an, wie die in den Unfallverhütungsvorschriften normierten Schutzziele erreicht werden können. Sie schließen andere, mindestens ebenso sichere Lösungen nicht aus ... Durchführungsanweisungen enthalten darüber hinaus weitere Erläuterungen zu Unfallverhütungsvorschriften".

Damit die einzelnen Maßnahmen des Laserstrahlenschutzes nachdrücklich und sachgerecht zur Geltung gebracht werden können, werden die Benennung eines Sachkundigen zum *Laserschutzbeauftragten* verlangt (VBG 93, § 6 Abs.1).

Der Laserschutzbeauftragte gilt als sachkundig,

„wenn er aufgrund seiner fachlichen Ausbildung oder Erfahrung ausreichende Kenntnisse über die zum Einsatz kommenden Laser erworben hat und so eingehend über die Wirkung der Laserstrahlung, über die Schutzmaßnahmen und Schutzvorschriften unterrichtet ist, daß er die notwendigen Schutzvorkehrungen beurteilen und auf ihre Wirksamkeit prüfen kann. Es wird empfohlen, daß der Laserschutzbeauftragte an einem berufsgenossenschaftlichen oder von den Unfallversicherungsträgern anerkannten Kurs für Laserschutzbeauftragte teilnimmt".

Mitarbeiter des medizinischen Bereichs sind i. allg. nicht besonders laserphysikalisch ausgebildet, so daß die Unfallversicherungsträger auf der Teilnahme an einem anerkannten Sachkundekurs für Laserschutzbeauftragte bestehen. Eine Liste von Veranstaltern von Sachkundekursen erhält man bei den Berufsgenossenschaften auf Anfrage (z. B. bei der Berufsgenossenschaft für Feinmechanik und Elektrotechnik, Fachausschuß Elektrotechnik, Gustav-Heinemann-Ufer 130, D-50968 Köln) ober bei dem zuständigen Unfallversicherer.

In vielen Fällen benennt die Klinikleitung einen verantwortlichen Arzt als Laserschutzbeauftragten. Die UVV schreibt jedoch weder vor, daß der Therapeut als Laserschutzbeauftragter benannt sein muß, noch muß der Laseranwender die Sachkunde eines Laserschutzbeauftragten besitzen. Als Laserschutzbeauftragter kann beispielsweise ein Mitarbeiter der technischen Abteilung benannt sein oder ein technisch versierter OP-Pfleger.

Ein Laserschutzbeauftragter kann für mehrere Laseranlagen eingesetzt werden, innerhalb eines Bereichs soll jedoch nur ein Laserschutzbeauftragter zuständig sein.

Die Aufgaben des Laserschutzverantwortlichen richten sich nach seiner Stellung im Krankenhaus:
Er ist in jedem Fall fachkundiger Berater des Krankenhausleiters und des verantwortlichen Vorgesetzten bzgl.:

- Fragen des Laserschutzes bei der Beschaffung und Inbetriebnahme von Lasereinrichtungen,
- Unterstützung bei der Festlegung von Schutzmaßnahmen,
- fachliche Auswahl der persönlichen Schutzausrüstungen,
- Unterstützung bei der Schaffung der technischen Voraussetzungen,
- Überwachung der Einhaltung von Sicherheits- und Schutzmaßnahmen, insbesondere der ordnungsgemäßen Benutzung der Augenschutzmittel, Abgrenzung und Kennzeichnung der Laserbereiche,
- Information der Klinikleitung und der verantwortlichen Vorgesetzten über Störungen und Mängel an den Lasergeräten,
- Mitwirkung bei der jährlichen Sicherheitsunterweisung des Personals,
- Zusammenarbeit mit den Fachkräften für Arbeitssicherheit.

Ist der Laserschutzbeauftragte gleichzeitig Vorgesetzter, so obliegt ihm zusätzlich:

- Festlegung der technischen und organisatorischen Schutzmaßnahmen, insbesondere die im Laserbereich erforderlichen Maßnahmen,
- Veranlassung der Mängelbeseitigung, auch zeitweise Stillsetzung des Lasers,
- Anzeigeverfahren gegenüber den Behörden,
- Durchführung der Unterweisung (mindestens einmal jährlich),
- Maßnahmen bei Unfällen einleiten.

Die Maßnahmen des Laserstrahlenschutzes im Einzelnen finden Sie in Abschn. 2.3 über Schutzmaßnahmen beschrieben.

Literatur

Mitteilung der Deutschen Gesellschaft für Lasermedizin (1993) Zertifizierungsrichtlinien zur Qualifikation ärztlichen Personals für die Laseranwendung in der Medizin, Lasermedizin 9:66-71

Klinik

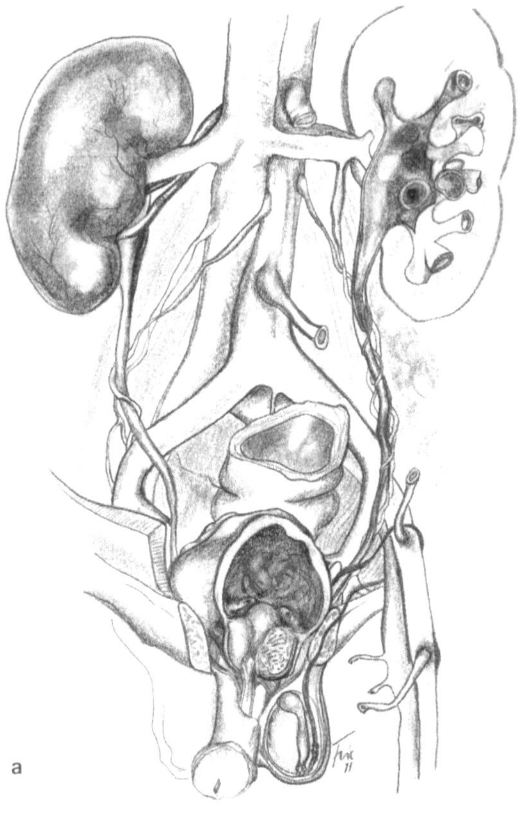

a

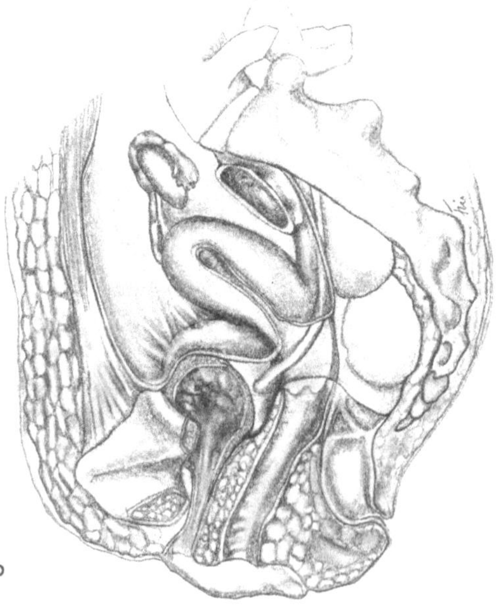

b

Abb. 4.1 a Urogenitaltrakt des Mannes, **b** Urogenitaltrakt der Frau

4 Thermische Laserwirkungen

4.1 Äußeres Genitale

P. Schneede, A. Hofstetter

In der Urologie, Dermatologie und Gynäkologie findet der Laser breite Verwendung bei der Therapie verschiedenartiger Erkrankungen des äußeren Genitale.

Bei gleichermaßen exakter Steuerbarkeit können entweder Nd-YAG oder CO_2-Laser als Koagulations- oder Schneidinstrument mit postoperativ günstigen kosmetischen Resultaten eingesetzt werden. Durch Einkopplung des Laserstrahls in ein Kolposkop (CO_2) oder in Quarzglasfasern (Nd-YAG) wird die Bestrahlung von Effloreszenzen der Epithelien von Vagina, Rektum und Harnröhre ermöglicht (Krogh 1990). Insbesondere bei der Therapie HPV-assoziierter Hauteffloreszenzen (z. B. Condylomata acuminata) konnte sich der Laser gegenüber anderen Therapieverfahren als Mittel der ersten Wahl durchsetzen (Schneede 1991).

4.1.1 Condylomata acuminata und andere virusassoziierte Hautläsionen

Der klinische Stellenwert von Hauterkrankungen durch humane Papillomviren (HPV) und damit verbunden auch der einer effektiven Lasertherapie wird durch die Tatsachen bestimmt, daß humane Papillomviren einerseits epidemiologisch als die häufigsten Erreger von sexuell übertragbaren Erkrankungen gelten (European Project 1991; Koutsky et al. 1989; Krogh 1990), andererseits in einen pathogenetischen Zusammenhang mit Präkanzerosen und Karzinomen gebracht werden (Zur Hausen 1987; Wickenden et al. 1985). Die Auswahl des für eine optimale und rezidivarme Therapie geeigneten Lasersystems richtet sich dabei nach Ausdehnung und Lokalisation der Hauterkrankung.

Indikation

Kurativ bei:

- HPV-assoziierten Hautläsionen [Condylomata acuminata, Buschke-Löwenstein-Tumor, flachkondylomatöse HPV-Effloreszenzen, bowenoide Papulose, penile (PIN) und zervikale (CIN), intraepitheliale Neoplasie],

- Präkanzerosen/ Leukoplakien (M. Bowen/ Erythroplasie Queyrat, Lichen sclerosus et atrophicus),
- Karzinome, (Peniskarzinome s. Abschn. 4.1.2),
- Mollusca contagiosa.

Präoperative Untersuchungen

Inspektion mit Vergrößerungstechnik (Kolposkop, Lupe) nach Essigsäuremarkierung zum Nachweis flachkondylomatöser HPV-Effloreszenzen, Biopsie und HPV-Typisierung, evtl. gynäkologische, proktologische und HNO-ärztliche Zusatzuntersuchungen, Urethroskopie, serologischer und kultureller Ausschluß von Infektionen (Pilze, HIV, Gonorrhoe, Chlamydien, Mykoplasmen, Herpes simplex).

Metastasenscreening

Bei Peniskarzinom (s. Abschn. 4.1.2).

Operatives Vorgehen

Technische Vorgaben

- Laserleistung: 10–20 Watt, je nach Größe, Ausdehnung und Lokalisation der Hauteffloreszenz;
- Eindringtiefe und Gewebeeffekt (Abb. 4.2):
  Nd-YAG-Laser:
  - geringe Oberflächenabsorption,

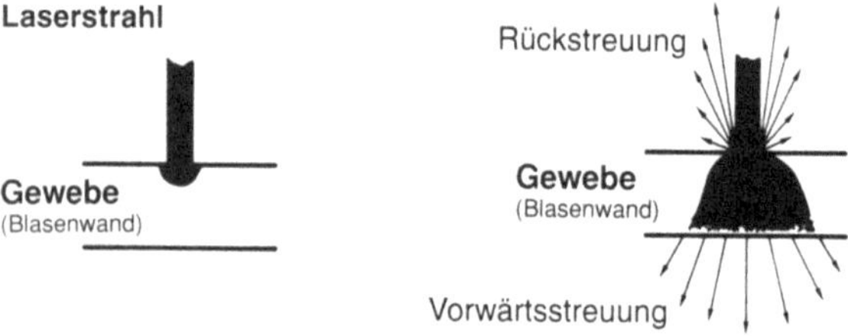

Abb. 4.2. Schematische Darstellung der unterschiedlichen Wirkungen des CO_2- und Nd-YAG-Lasers im Gewebe. (Nach Hofstetter u. Frank 1979)

- Tiefenwirkung durch Koagulation bis zu 8 mm, steuerbar durch Laserleistung, Bestrahlungszeit und Oberflächenkühlung;

CO_2-Laser:
- hohe Oberflächenabsorption, keine Koagulation,
- Tiefenwirkung < 1 mm bei Karbonisation und Vaporisation des Gewebes;

- Einsatz am äußeren Genitale:
  Nd-YAG-Laser: Verwendung flexibler Lichtleitfasern und eines Fokussierhandstücks,
  CO_2-Laser: Verwendung von Spiegelumlenkarmen mit Handstück oder Einkopplung in ein Kolposkop;
- Einsatz in der Harnröhre:
  Nur Nd-YAG-Laser bei Wasserspülung geeignet (vollständige Energieabsorption des CO_2-Laserlichtes durch Wasser, Verdampfung).

Bestrahlungsmodus

- Aufgrund der biophysikalischen Vorgaben sollten exophytische Hautveränderungen (z. B. Condylomata acuminata, Peniskarzinom) mit dem Nd-YAG-Laser (Schneede et al. 1992), im Hautniveau liegende Effloreszenzen (z. B. flachkondylomatöse HPV-Effloreszenzen, Präkanzerosen) mit dem CO_2-Laser oder leistungsreduziertem Nd-YAG-Laser behandelt werden.
- Die exakte Führung der unsichtbaren CO_2- und Nd-YAG-Laserstrahlen wird mit einem roten Pilotlaserstrahl (Helium-Neon-Laser) ermöglicht. Zunächst Umfahren der Ränder der Hauteffloreszenz, dann zeilenförmige Bestrahlung bis zur Hellfärbung des Gewebes.
- Bei ausgedehntem Präputialbefall sollte eine Lasertherapie mit anschließender Zirkumzision kombiniert werden.
- Bestrahlung exophytischer Hautveränderungen – Nd-YAG-Laser (Abb. 4.3):
  - Bestrahlung mit fokussiertem Laserstrahl bis zur Hellfärbung (Abb. 4.4),
  - Entnahme des koagulierten Gewebes mit Pinzette zur histologischen Untersuchung (Abb. 4.5a),

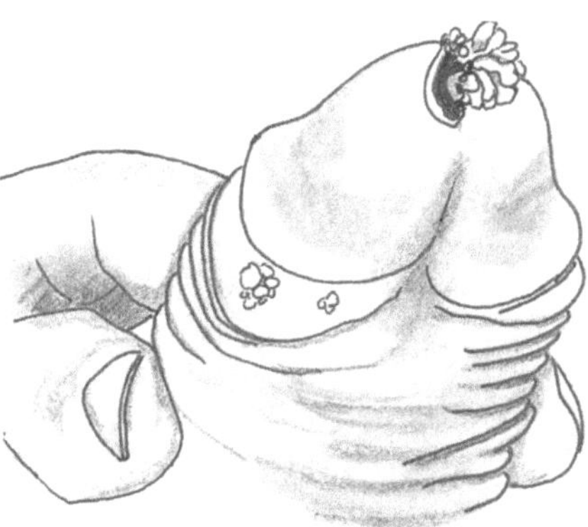

Abb. 4.3. Condylomata acuminata im Bereich des Meatus urethrae sowie des Präputiums

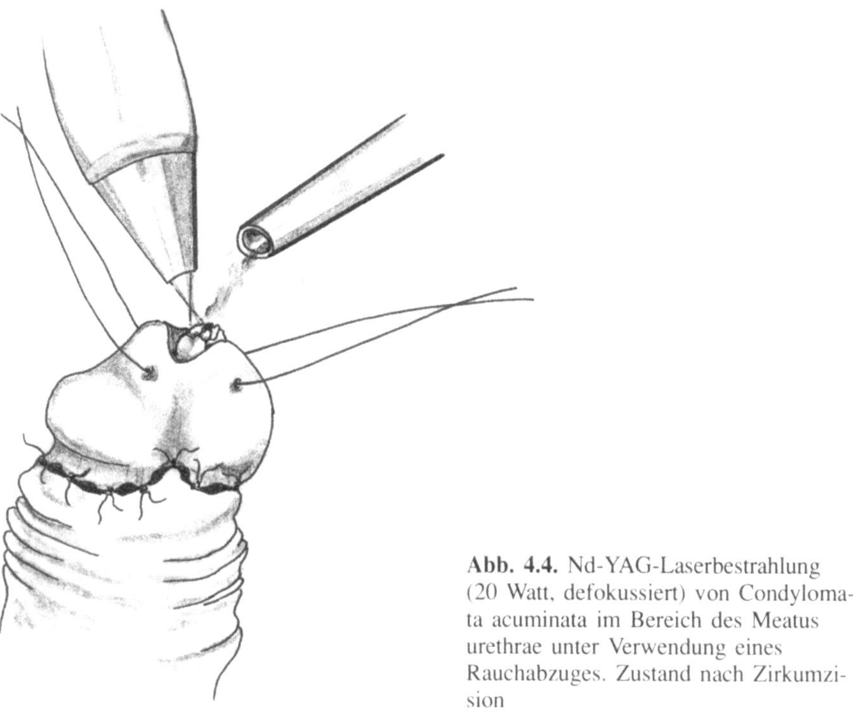

Abb. 4.4. Nd-YAG-Laserbestrahlung (20 Watt, defokussiert) von Condylomata acuminata im Bereich des Meatus urethrae unter Verwendung eines Rauchabzuges. Zustand nach Zirkumzision

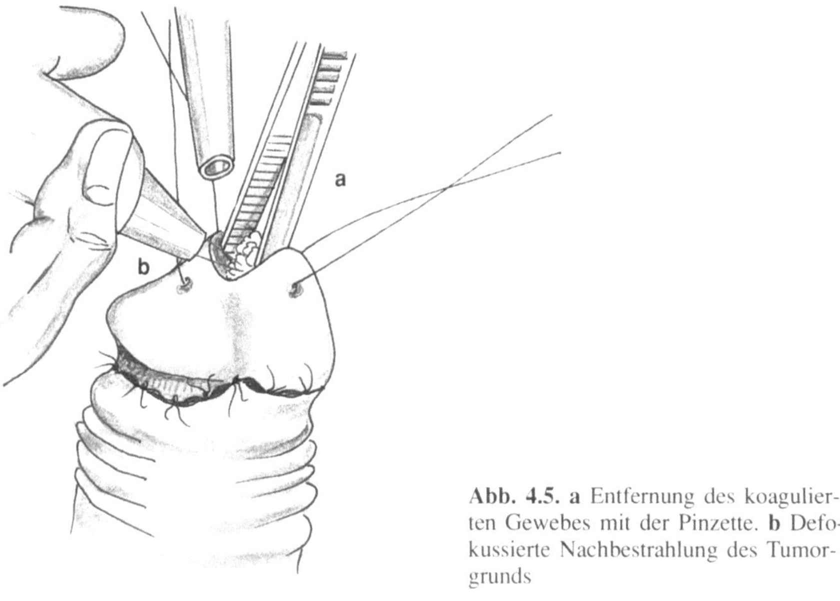

Abb. 4.5. a Entfernung des koagulierten Gewebes mit der Pinzette. **b** Defokussierte Nachbestrahlung des Tumorgrunds

- bei defokussiertem Laserstrahl mit niedriger Leistungsdichte oberflächliche Bestrahlung des Tumorgrunds (Abb. 4.5b).

- Bestrahlung flacher Hauteffloreszenzen – CO_2-Laser oder Nd-YAG-Laser (10 Watt, defokussiert):
  - Sichtbarmachen flachkondylomatöser HPV-Effloreszenzen mit 5 %iger Essigsäure. Die nach 5minütiger Einwirkzeit demarkierten, weißen Areale zeigen bei Vergrößerung punktförmige Gefäßzeichnung;
  - mit dem CO_2-Laser lassen sich die Areale unter Oberflächenschwärzung (Karbonisation) und Rauchbildung (Vaporisation) im Hautniveau abtragen (Seidl 1992). Absaugen virushaltigen (Garden et al. 1988) und potentiell kanzerogenen Rauchs;
  - Nd-YAG-Laser nur mit reduzierter Laserleistung (15–20 W) und defokussiertem Strahl verwenden (Schneede u. Hofstetter).
- Bestrahlung in der Harnröhre – nur Nd-YAG-Laser (Abb. 4.6):
  - In Abhängigkeit der Lokalisation der Harnröhrenkondylome erfolgt die Bestrahlung am Meatus mit dem Fokussierhandstück oder solitärer Laserfaser von extern (Abb. 4.7a, b). Im Bereich der Fossa navicularis ist manuelles Spreizen des Meatus oder Verwendung von Pinzette bzw. spe-

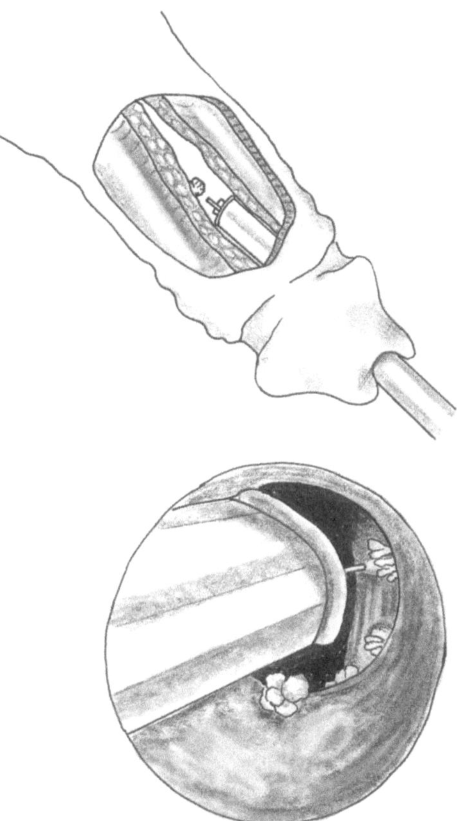

Abb. 4.6. Bestrahlung von Condylomata acuminata im Bereich der Harnröhre, Nd-YAG-Laser (20 Watt, fokussiert)

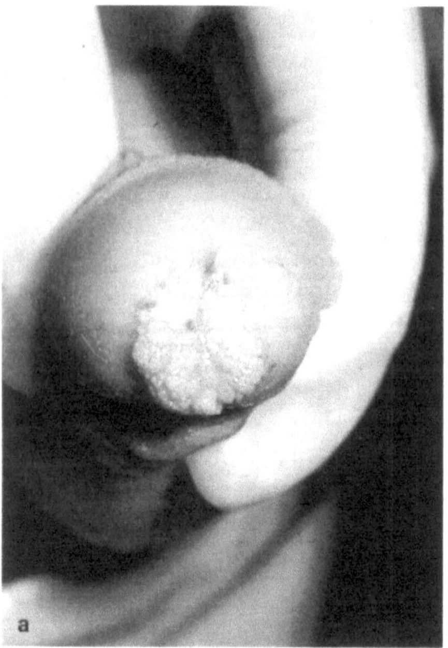

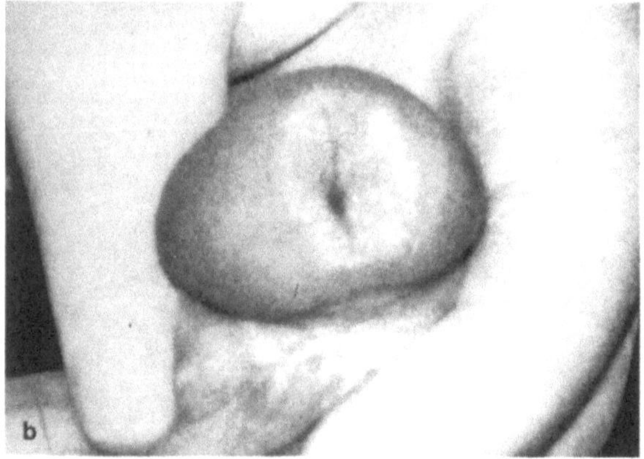

Abb. 4.7. a Solitäres Kondylom im Bereich des Meatus urethrae. **b** Zustand 6 Monate nach Nd-YAG-Laserbestrahlung (20 Watt)

zieller Harnröhrenspekula erforderlich (Seidl 1992). Proximale Harnröhrenkondylome werden über ein Urethroskop erreicht (Abb. 4.8a, b).

- Bei zirkulärem Harnröhrenbefall keine zirkuläre Laserbestrahlung (Strikturbildung!), hier ist punktförmige, evtl. mehrzeitige Laserbehandlung indiziert.

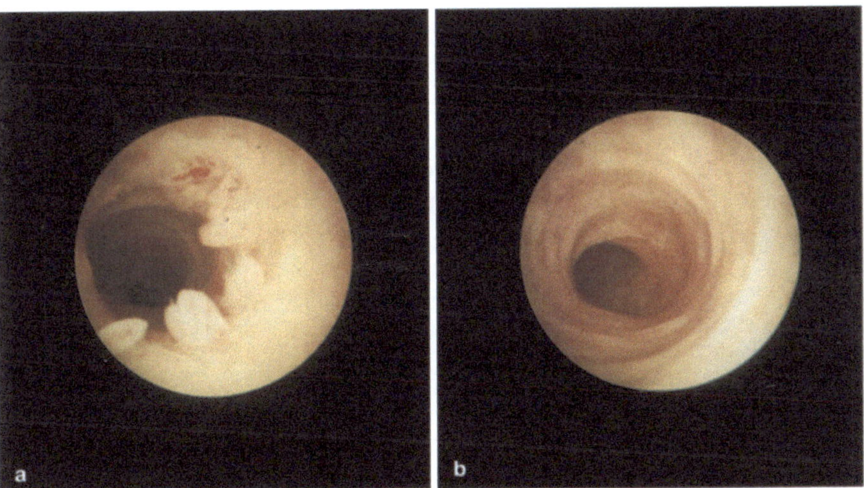

Abb. 4.8. a Intraurethrale Condylomata acuminata *vor* Nd-YAG-Laserbestrahlung. **b** Zustand ein halbes Jahr nach Nd-YAG-Laserbestrahlung. Es findet sich lediglich eine zarte Narbe

Vorteile gegenüber konventionellen Verfahren

- Die Lasertherapie hat sich aufgrund der guten kosmetischen Ergebnisse und geringen Rezidivraten gegenüber konventionellen Verfahren durchgesetzt. Alternative Behandlungsmethoden:
  - Skalpellexzision,
  - Kryochirurgie,
  - Elektrokauter/-resektion
  - Lokaltherapeutika (bei HPV-Infektionen)
    5-Fluorouracil
    Podophyllin, Podophyllotoxin
    Trichloressigsäure.
- Exophytische und flache Hautveränderungen können gleichermaßen gut bei Schonung des umliegenden gesunden Gewebes behandelt werden.
- Der berührungsfreie, exakte Lasereinsatz erstreckt sich auch auf schwer zugängliche Körperregionen (Harnröhre, Vagina, Rektum).
- Postoperative Schmerzen und Blutungen sind gering.

Kontrolluntersuchungen

- Wundkontrollen je nach Ausdehnung 4–8 Wochen,
- bei Präkanzerosen und Karzinomen engmaschig mit wiederholten Biopsien und Lnn.-Kontrolle!

Tabelle 4.1. Laserinstrumentarium

Lasersystem	Eigenschaften
Nd-YAG-Laser	technische Daten – Wellenlänge: 1 064 nm – verwendete Leistung: 10–25 Watt
	Strahleinkopplung – über Glasfasern in: Fokussierhandstück Endoskop
	Gewebeeffekt – geringere Oberflächenabsorption – höhere Tiefenwirkung durch Koagulation – Einsatz unter Wasser möglich
CO_2-Laser	technische Daten – Wellenlänge: 10 600 nm – verwendete Leistung: 10–20 Watt
	Strahleinkopplung – über Spiegelumlenkarme in: Handstück Kolposkop
	Gewebeeffekt – hohe Oberflächenabsorption mit Karbonisation und Verdampfung des Gewebes – kein Einsatz unter Wasser möglich

- bei hoher Rezidivneigung der HPV-Effloreszenzen Kontrollen mindestens über 6 Monate,
- bei Harnröhrenbefall Kontrollskopie nach 4–6 Wochen; ggf. Dilatationen zur Verhinderung von Meatusstenosen postoperativ notwendig.

Kontraindikationen

Kontraindikationen bestehen keine, aber

- bei Befall von Harnröhre, Vagina und Rektum zirkuläre Laserbestrahlung vermeiden, ggf. mehrzeitiges Vorgehen;
- bei stark durchblutetem Gewebe (z. B. Glans penis) und dunkelpigmentierten Hauteffloreszenzen Nd-YAG-Laser nur bei geringer Leistungsdichte verwenden, da hohe Energieabsorption zu erwarten.

Instrumentarium (Tabelle 4.1)

- CO_2-Laser mit Spiegelumlenkarmen und Handstück, Kolposkop, Rauchabsauganlage,
- Nd-YAG-Laser, Lichtleitfasern mit Fokussierhandstück, Quarzglasfasern für Einsatz in Urethroskop mit geradem Schaftabschluß.

Literatur

European Project on Monitoring HIV Seroprevalence in a Sentinel Population of STD Patients (1991) News letter Nr. 3, April

Garden JM, O'Banion MK, Shelnitz LS et al. (1988) Papillomavirus in the vapor of carbon dioxide laser-treated verrucae. JAMA 259: 1199–1202

Hofstetter A, Frank F (1979) Der Neodym-YAG-Laser in der Urologie. Roche, Basel

Koutsky CA, Galloway DA, Holmes KK (1989) Epidemiology of human papillomavirus infection. Epidemiol Rev 10: 122–162

Krogh G von (1990) HPV infection of the external genitalia: Clinical aspects and therapy in dermatovenereology. In: Gross G, Jablonska S, Pfister H, Stegner HE (eds) Genital papillomavirus infecitons. Springer, Berlin Heidelberg New York, pp 156–179

Schneede P (1991) Condylome: Diagnostik und Formen der Therapie. Iatros Urol 7: 30–32

Schneede P, Hofstetter A (1992) Laserstrahlen zur Behandlung von HPV-Effloreszenzen. Lasermedizin 8: 202–205

Schneede P, Kriegmair M, Hofstetter A (1992) Condylombehandlung mit Neodym-YAG-Laser. In: Waidelich W, Waidelich R, Hofstetter A (eds) Laser in der Medizin/in Medicine. Springer, Berlin Heidelberg New York Tokyo, S 69–72

Seidl S (1992) Die genitale Papillomvirusinfektion in der gynäkologischen Praxis. In: Gross G, Pfister H, Seidl S, Stegner HE (eds) Genitale Infektionen durch Papillomviren. Zuckschwerdt, München Bern Wien New York, S 59–69

Wickenden C, Steele A, Malcolm AD, Coleman DV (1985) Screening for wart virus infection in normal and abnormal cervical scrapes. Lancet 1: 65–67

Zur Hausen H (1987) Papillomaviruses in human cancer. Cancer 59: 1692–1696

4.1.2 Peniskarzinom

K. H. Rothenberger, A. Hofstetter

Maligne Tumoren des Penis sind in Europa und in den USA im Gegensatz zu Indien und verschiedenen Ländern Afrikas selten. In Ländern, in denen eine frühe Zirkumzision bei Knaben üblich ist, gehört das Peniskarzinom zu den ausgesprochenen Raritäten.

Histologisch handelt es sich bei diesem Karzinom in der Regel um ein Plattenepithelkarzinom. Daneben tauchen immer wieder vereinzelt Fallbeschreibungen von Lymphom- und malignen Melanommetastasen auf. *Präkanzerosen* sind:

Balanitis xerotica obliterans, Leukoplakie, Cornu cutaneum und Buschke-Löwenstein-Papillom. Zu den *Carnimomata in situ* sind zu rechnen: Erythroplasie Queyrat und der penile M. Paget. *Inzidenz in Europa:* 0,6–1,3 Erkrankungsfälle pro 100 000 Männer.

Die heutigen Therapieverfahren (Tabelle 4.2) zeigen neben einer hohen Rezidivrate ausgesprochen verstümmelnde Nebeneffekte. Dies konnten wir durch den Einsatz des Nd-YAG-Lasers in den Stadien Tis, Ta, T1/(T2), NO, MO weitgehendst vermeiden bei vollem Funktionserhalt des Penis, guten kosmetischen Ergebnissen und vergleichbaren Überlebensraten (Abb. 4.9).

Indikation

Karzinome der Stadien Tis, Ta, T1, T2, NO, MO; darüber hinaus weitere tumoröse Veränderungen:

- kavernöse Hämangiome,
- Condylomata acuminata,
- Dysplasien unterschiedlichen Grades mit und ohne Verhornung (Grad I–III),
- M. Bowen,
- M. Queyrat,
- Lymphome, wenn oberflächlich,
- Metastasen, wenn oberflächlich.

Präoperative Untersuchungen

Inspektion und Palpation, evtl. hochfrequenter, nahfokussierter Ultraschall. Biopsie des Tumors nach vorheriger zirkulärer Laserdenaturierung des Tumorrands als Schnellschnitt, intraoperativ.

Tabelle 4.2. Rezidivraten bei konventionellen Therapieverfahren

Verfahren	Rezidivraten [%]	Publikation
Lokale Exzision	40	Hanash et al. 1970
Teilamputation (2 cm im Gesunden)	10	Gursel et al. 1973
Strahlentherapie	15	Pointon 1975
Bleomycin	50	Ichikawa 1977
Iridium-192-Moulage	8	Salaverria et al. 1979

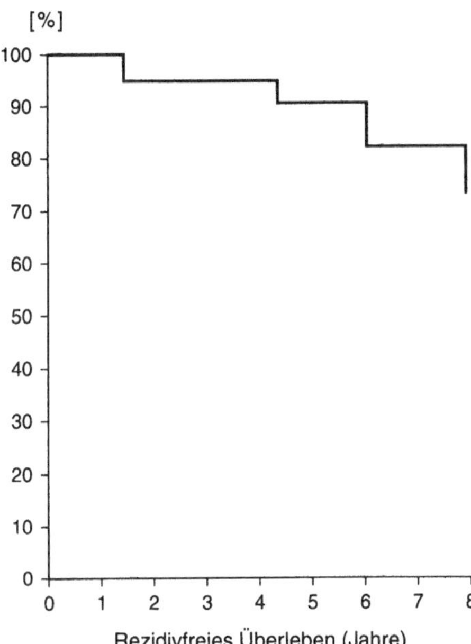

Abb. 4.9. Lasertherapie Peniskarzinom T1, T2, NO, MO (*n*=23). T1, NO, MO, *n*=15: Alter 59,8 Jahre, mittlere Beobachtungszeit 7,6 Jahre; T2, NO, MO, *n*=8: Alter 60,8 Jahre, mittlere Beobachtungszeit 6,6 Jahre. Rezidivfreies Überleben in 5 Jahren 92 %, Siebenjahresüberlebenszeit über 83 %

Metastasenscreening

Palpation der Leistenlymphknoten. Lymphangiographie, Computertomogramm, Feinnadelaspirationsbiopsie, inguinale und evtl. pelvine Lymphadenektomie.

Operatives Vorgehen

- Nach Anlegen eines Gummizügels an der Peniswurzel (Abb. 4.10) zur Verhinderung einer evtl. Tumorzellaussaat während des operativen Eingriffs, radikale Zirkumzision (Abb. 4.11).
- Anschließend zirkuläre Bestrahlung des sichtbaren Tumorherds mit Bildung eines Wallsaums von ca. 0,5–1 cm (Abb. 4.12); tiefe Biopsie oder Exzision aus dem Tumor zur Schnellschnittuntersuchung (Abb. 4.13).
- Dann zeilenförmige Bestrahlung des gesamten Tumorareals, ohne daß unbestrahlte Gewebsbrücken stehen bleiben (Abb. 4.14). Dabei erweist sich die präoperativ angelegte Stauung an der Peniswurzel als besonders günstig für die Blutstillung nach Tumorexzision im Bereich der Glans penis oder der Corpora cavernosa. Da Blut die Neodym-YAG-Laserstrahlung sehr stark absorbiert, kommt es an der Oberfläche der Blutung zur Karbonisation, d. h., die gesamte Laserenergie wird bereits an der Oberfläche verbraucht, so daß keine Tiefenwirkung mehr entsteht. Wird dagegen im blutfreien Bereich koaguliert, und noch dazu bei gleichzeitiger Spülung des Wundbereichs mit

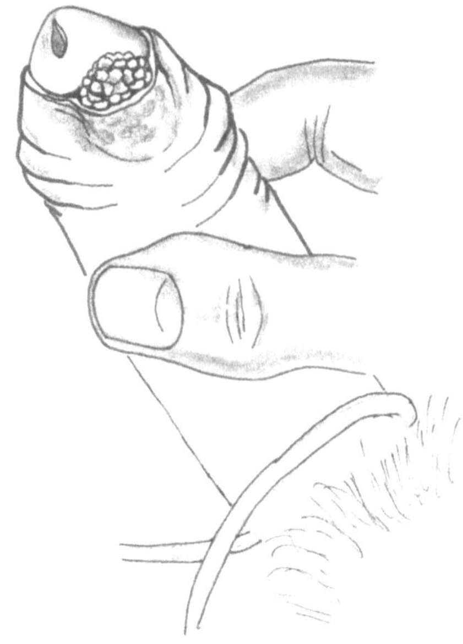

Abb. 4.10. Anlegen eines Gummizügels an der Peniswurzel, Zurückstreifen der Vorhaut zur Darstellung des Karzinoms

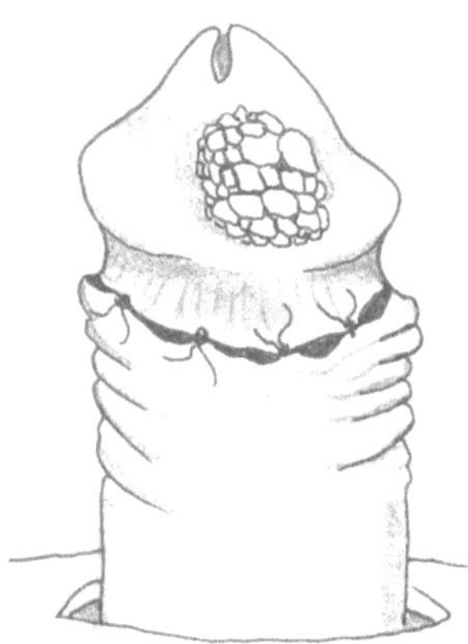

Abb. 4.11. Zustand nach Zirkumzision und Freilung des Peniskarzinoms

steriler Kochsalzlösung, kann eine ausreichende Tiefenwirkung (6–8 mm) mit sicherem Verschluß der karvernösen Bluträume erzielt werden.

- Notwendige Laserleistung: 40–50 Watt;
- nach Blutstillung Lösung der Stauung an der Peniswurzel; Kontrolle auf Bluttrockenheit;
- Abdecken des Operationsbereichs mit steriler Gaze und Dachziegel-Elastoplastverband;

falls *Verdacht auf Metastasierung* in die Leisten oder Becken-Lymphknoten: Lymphadenektomie.

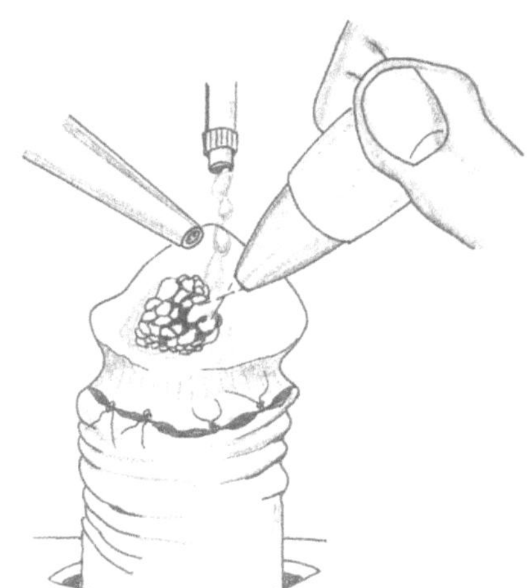

Abb. 4.12. Defokusierte Bestrahlung des peniskarzinoms (40 Watt) von der Peripherie zum Zentrum unter Bildung einer ca. 5 mm breiten Randzone. Die Bestrahlung erfolgt unter Auftropfen von Flüssigkeit, um eine höhere Tiefenwirkung zu erreichen und eine Rauchbildung möglichst zu vermeiden

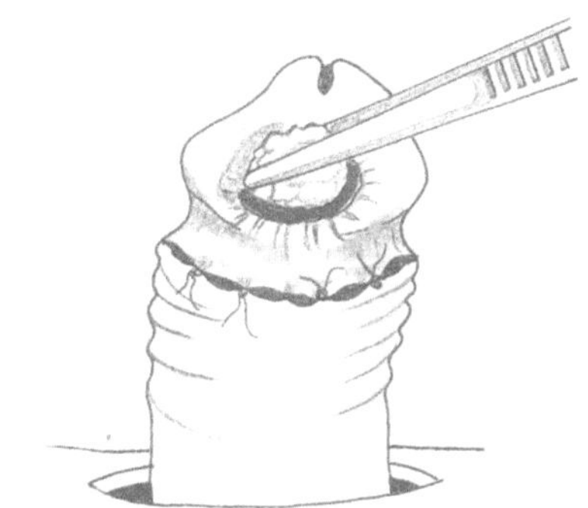

Abb. 4.13. Entnahme des koagulierten Tumors

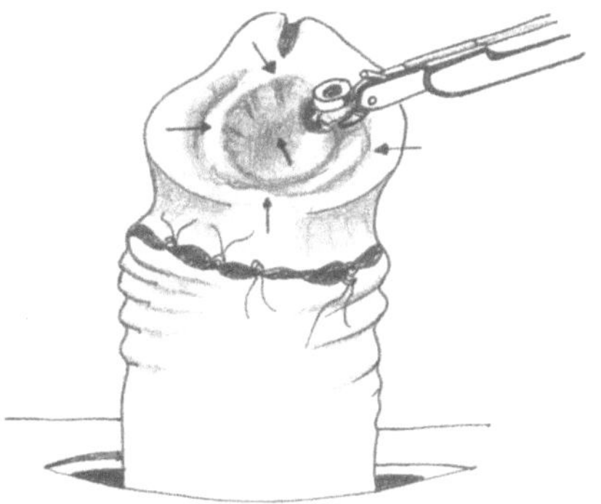

Abb. 4.14. Entnahme von Biopsien aus den Tumorrändern bei 3, 6, 9 und 12 Uhr sowie aus dem Zentrum des Tumorkraters. Nach Biopsien Nachbestrahlung des gesamten Tumorareals.

Wir verwenden hierzu einen über der Mitte des Leistenbandes nach lateral gewinkelten Längsschnitt, der sowohl eine Lymphadenektomie im Leistenbereich als auch eine Erweiterung zur pelvinen Lymphadenektomie erlaubt.

Vorteil der Nd-YAG-Laserbestrahlung gegenüber den konventionellen operativen Methoden

- Hohe Sicherheit bei Funktionserhalt und gutem kosmetischen Ergebnis.

Kontrolluntersuchungen

- Wöchentliche Kontrollen während der Abheilungszeit (6–8 Wochen). Tägliche Penisbäder in verdünnter Kamillelösung, o. ä.
- Nach Abheilung findet sich je nach Größe des Operationsfelds eine mehr oder weniger große, zarte Narbe. Sollte dies nach 6–8 Wochen nicht der Fall sein, muß eine *Nachbiopsie,* evtl. mit Lasernachbestrahlung erfolgen.
- Nach Abheilung: jährliche Kontrollen, auch noch nach 5 Jahren. Grundsätzlich ist in die postoperative Nachbeobachtung der Patient mit einzubeziehen, da Ulkus oder Tumorrezidivbildungen von ihm leicht zu erkennen sind.

Kontraindikationen

- Fortgeschrittene Tumorstadien mit Infiltration der Corpora cavernosa bzw. des Corpus spongiosum, der Urethra oder der Prostata sowie bei Infiltration in die Nachbarorgane. Hier kommen nur Amputationen bzw. Exzisionen im Gesunden bis hin zur Emaskulation in Frage.
- Beim metastasierenden Peniskarzinom in Abhängigkeit von der Größe des Primärtumor: Neodym-YAG-Laserbestrahlung bzw. Amputation und Emaskulation mit Versuch einer systemischen Chemotherapie (Bleomycin, Cisplatin, Methotrexat evtl. plus Zytokine).

Die derzeitige Radiotherapie scheint zur Behandlung von Peniskarzinommetastasen ungeeignet.

Instrumentarium

Nd-YAG-Laser mit einer Leistung bis zu 50 Watt, Quarzglasfaser mit Fokussierhandstück, sog. kleines chirurgisches Sieb.

Literatur

Brühl P (1978) Das Peniskarzinom. Dtsch Ärztebl 75: 1129

Chiari R, Harzmann R (1974) Möglichkeiten der Behandlung von spitzen Kondylomen. Ther Gegenw 113: 23

Gursel ED, Gerogountzos C, Uson AC, Melicow MM (1973) Penile cancer: Clinopathologic study of 64 cases. Urology 1: 569

Hanash K, Furlow W, Utz D et al. (1970) Carcinoma of the penis: A clinical pathologic study. J. Urol 104: 297
Hofstetter A, Frank F (1979) Der Neodym-YAG-Laser in der Urologie. Roche, Basel
Hofstetter A, Staehler G (1977) Das Peniskarzinom. Fortschr Med 95: 60
Hofstetter A, Staehler G, Keiditsch E, Frank F (1978) Lokale Laser-Bestrahlung eines Peniskarzinoms. Fortschr Med 96: 369
Ichikawa T (1977) Chemotherapy of penis carcinoma. Rec Results Cancer Res 60: 140
Pizzocaro G, Pira L (1990) Carcinoma of the penis diagnosis and treatment. Recent advances in urological cancers. Diagnosis and treatment. Paris, June 27–29. p 251
Pointon RCS (1975) External beam therapy. Proc Roy Soc Med 68: 779
Rothenberger K (1990) Die Behandlung von Peniskarzinomen mit dem Neodym-Yag-Laser in: Zytokine in der urologischen Onkologie. Zuckschwerdt, München
Rothenberger K, Hofstetter A, Geiger M, Böwering R, Frank F (1979) Erfahrungsbericht über die externe Anwendung eines Neodym-Yag-Lasers in der Urologie. Verh Ber Dtsch Ges Urol 31: 241
Rothenberger K, Pensel J, Hofstetter A, Keiditsch E, Stern J (1981) Dosierung der Neodym-Yag-Laserstrahlung zur endovesikalen Anwendung bei Blasentumoren – tierexperimentelle Untersuchungen. Urologie A 20: 310
Salaverria JC, Hope-Stone HF, Paris AMJ, Molland EA, Blandy JP (1979) Conservative treatment of carcinoma of the penis. Br J Urol 51: 32
Seer Program 1974–86: Cancer statistics reviews 1973–87, National Cancer Institute, Bethesda, NIH Publication No 90–2789
Skinner DG, Leadbetter WF, Kelley SB (1972) The surgical management of squamous cell carcinoma of the penis. J Urol 107: 272
Staehler G (1981) Die externe Anwendung von Neodym-Yag-Laserstrahlung in der Urologie. Urologe A 20: 323

4.2 Harnröhre

4.2.1 Lasereinsatz bei Harnröhrenstrikturen

P. Schneede, R. Klammert

Das Standardverfahren zur primären Beseitigung von Harnröhrenstrikturen, die Urethrotomia interna, versagt auch bei wiederholter Anwendung in ca. 20 % der Fälle aufgrund neuerlich sich ausbildenden Strikturgewebes (Smith et al. 1983). Dabei kann das Ausmaß der postoperativen Strikturen dasjenige der präoperativen übersteigen (Merkle 1991). Um Patienten mit rezidivierenden Strikturen offenplastische Harnröhrenoperationen zu ersparen, wurden bereits seit Mitte der 70er Jahre (Bülow et al. 1979; Hofstetter u. Frank 1979) Behandlungsversuche mit dem Laser unternommen. Heute muß bei den unterschiedlichen Lasersystemen und Anwendungsmodalitäten zwischen einer Lasergruppe mit hoher thermischer Wirkung (Smith 1991; Smith u. Dixon 1984) und einer Gruppe hoher Schneidwirkung bei geringer thermischer Wirkung (Malloy et al. 1990, Merkle 1991; Wagner et al. 1992) unterschieden werden.

Ätiologie

Untersuchungen zur Ätiologie der Harnröhrenstrikturen (Nöske et al. 1992) zeigten, daß die meisten Strikturen auf iatrogene Harnröhrenmanipulationen zurückzuführen sind.

- Iatrogen 65 %:
  - Urethrotomie,
  - andere operative Eingriffe (z. B. TUR),
  - Katheterung/Bougierung,
  - Urethrozystokopie;
- Infektionen 14 %,
- Unfälle/Traumata 8 %,
- Anomalien 1 %,
- Unbekannt 12 %.

So kann auch jede Harnröhrenschlitzung mehr oder weniger starke Granulationsreize in der Harnröhre erzeugen, die aufgrund überschießender Narbenbildung zu Rezidivstrukturen führen (Merkle 1991). Für die Therapie und den therapeutischen Erfolg sind einerseits das Ausmaß der zirkulären Lumeneinengung der Harnröhre, andererseits die Länge der Harnröhrenstriktur von entscheidender Bedeutung. Langstreckige Strikturen haben eine wesentlich schlechter Prognose. Dies gilt auch, wenn außer dem lumeneinengenden Narbengewebe peristrikturale Vernarbungen im Harnröhrensonogramm nachgewiesen werden (Merkle 1991).

Indikation

Laserschlitzung der Harnröhre kurativ bei:
- primären/rezidivierenden penilen Harnröhrenstrikturen,
- Blasenauslaßenge,
- Anastomosenstriktur nach radikaler Prostatektomie,
- Urethralklappen.

Präoperative Untersuchungen

Uroflowmetrie, Urethrozystogramm, Miktionszysturethrogramm, Urethrozystoskopie, Harnröhrensonogramm.

Operatives Vorgehen

Zwei Gruppen von Lasersystemen mit unterschiedlicher Wirkung und Arbeitsweise

- Laser mit hoher thermischer Wirkung (z. B. Argon-Laser, Rothauge et al. 1981):
  - berührungsfreie Laserbestrahlung,

- für penile Harnröhre ungeeignet; geeignet für bradytrophes Gewebe der membranösen Harnröhre (Gilbert u. Beckert 1993) und Harnröhrenklappen (Ehrlich et al. 1987),
- hohe Eindringtiefe (z. B. Nd-YAG-Laser: 4–8 mm), Ausbildung von Koagulationsnekrosen (Keiditsch 1981).

- Laser zum Kontaktschneiden:
  - Laserfaser schneidet bei Kontakt mit Gewebe,
  - für penile Harnröhre gut geeignet,
  - geringe Eindringtiefe (z. B. Excimerlaser 0,03 mm), keine tiefen Koagulationsnekrosen.

Bestrahlungsmodus

- Laser mit hoher thermischer Wirkung: Nur für spezielle Indikationen!
  - ohne Gewebekontakt wird lediglich das bradytrophe Gewebe zeilenförmig bis zur Hellfärbung bestrahlt;
  - das bestrahlte, nekrotische Gewebe wird abgestoßen;
  - exakte Bestrahlung ist notwendig; bei zu großzügiger Mitbestrahlung des benachbarten Gewebes können starke peristrikturale Fibrosierungen zur erneuten Strikturbildung führen.
- Laser zum Kontaktschneiden (Abb. 4.15):
  - Schnittführung orientiert sich am Urethrotomieverfahren nach Sachse (1974); Schnittgeschwindigkeit 0,2–3,0 mm/s (Wagner et al. 1992).
  - Bei 12 Uhr wird anstatt eines kalten Schnitts mit dem Messer eine Kerbung mit einer Laserfaser in Gewebekontrakt durchgeführt.
  - Die Eindringtiefe der Laserstrahlen ist gering, der erzeugte Koagulationssaum ist schmal, verhindert aber Blutungen aus Gefäßen des Schnittrandes.
  - Die Führung der Laserfaser bei der schrittweisen Kerbung der Striktur ist unter Sicht im Zystoskop mit Laseralbarran gegeben.
  - Mehrfachkerbungen der Strikturen (bei 4, 8, 12 Uhr) haben sich insbesondere zur Kerbung von Blasenauslaßengen und Anastomosenstrikturen nach radikaler Prostatektomie (Gilbert u. Beckert 1993) im proximalen Harnröhrenabschnitt bewehrt.
  - Hochgradige Strikturen sollten auch bei der Laserkerbung mit Hilfe eines Führungsdrahts beseitigt werden.

Vorteile des Lasers gegenüber konventionellen Therapieverfahren: minimal invasiv

Alternative Therapieverfahren bei Harnröhrenstrikturen:

- Urethrotomia interna (nach Sachse oder Otis),
- Bougierungen,
- Wallstent-Implantation,
- offen-plastische Harnröhrenoperationen

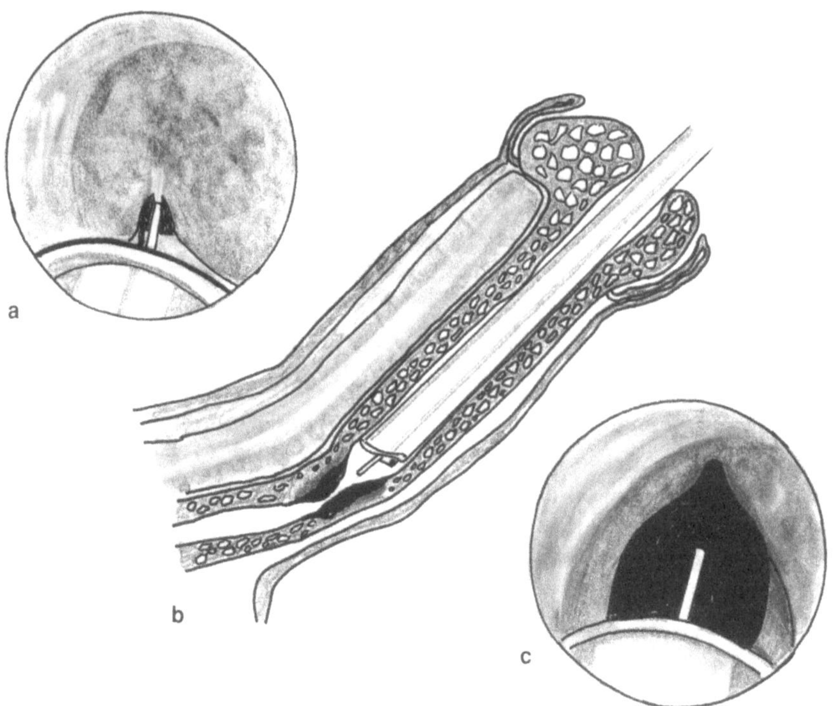

Abb. 4.15 a–c. a Dorsale Inzision mit dem Nd-YAG-Laser (20 Watt) bei peniler Harnröhrenstriktur. **b** Penile Harnröhrenstriktur (schematische Übersicht). **c** Zustand nach Laserschlitzung einer Harnröhrenstriktur bei 12 Uhr

Vorteile gelten in erster Linie für Laser zum Kontaktschneiden:

- Oberflächenkoagulation verhindert Blutung aus Gefäßen der Schnittränder; damit wird die Neigung zur postoperativen Verklebung der Schnittränder reduziert.
- Auf routinemäßiges Einlegen eines Dauerkatheters kann bei blutungsfreien Schnittstellen verzichtet werden, damit wird evtl. auch eine Reduktion der Hospitalisationszeit bzw. eine Förderung ambulanten Operierens erreicht.

Kontrolluntersuchungen

- Die meisten Rezidive treten innerhalb der ersten 6 Monate nach Operation auf. Während dieser Zeit sind Kontrollen durchzuführen, die eine Uroflowmetrie, eine Urethrocystographie und ggf. wiederholte Harnröhrensonographien beinhalten sollten.
- Ob nach Laserkerbung der Harnröhre auf Nachbougierungen verzichtet werden kann, muß in größeren Studien noch geklärt werden.

Kontraindikationen

Die Indikation zur Verwendung von Lasern mit hoher thermischer Wirkung sollte zurückhaltend gestellt werden. In der penilen Harnröhre sind diese Lasersysteme auf Grund postoperativ auftretender peristrikturaler Fibrosierungen und hoher Strikturrezidivraten nicht geeignet.

Instrumentarium

Die folgende Übersicht stellt Lasersysteme, mit denen auf Distanz das Strikturgewebe koaguliert wird, den Lasersystemen gegenüber, die zum Kontaktschneiden ohne thermische Tiefenwirkung geeignet sind.

Lasersysteme zur Harnröhrenschlitzung

- Lasersysteme mit hoher thermischer Wirkung:
  - Nd-YAG-Laser, CO_2-Laser
  - Argonlaser;
- Laser zum Kontaktschneiden:
  - Excimerlaser,
  - Erbiumlaser,
  - Nd-YAG-Fibertom,
  - KTP-Laser,
  - Holmium: YAG-Laser.

Allen Lasersystemen ist gemein, daß sie in Quarzglasfasern eingekoppelt und unter Wasserspülung in der Harnröhre eingesetzt werden können. Die Laserfasern werden dabei durch Endoskope geführt, die ggf. über ein Albarran-System zur Steuerung der Laserstrahlen verfügen.

Literatur

Bülow H, Bülow U, Frohmüller HGW (1979) Transurethral laser urethrotomy in man: preliminary report. J Urol 121: 286–287

Ehrlich RM, Shanberg A, Fine RV (1987) Neodymium: YAG laser ablation of posterior urethral valves. J Urol 138: 959–962

Gilbert P, Beckert R (1993) Post-Prostatectomy stricture of the Membranous urethra and its removal by Nd:YAG laser coagulation. Lasermedizin 9: 90–93

Hofstetter A, Frank F (1979) Der Neodym-YAG-Laser in der Urologie. Roche, Basel

Keiditsch E (1981) Histologische Grundlagen der endovesikalen Neodym: YAG-Laser-Bestrahlung. Urologe A 20: 300–304

Malloy TR, Turek PJ, Cendrone M, Carpienello VC, Wein AJ (1990) KTP/532 laser ablation of urethral strictures. J Urol 143: 403A

Merkle W (1991) Laserinzisionen zur Behandlung rezidivierender Harnröhrenstenosen des Mannes. Lasermedizin 7: 91–95

Nöske HD, Mikhael-Beaupain A, Rothauge CF (1992) Der Argonlaser und die Harnröhrenstriktur. In: Merkle, Haupt (Hrsg) Moderne Methoden der Sonographie und Lasertherapie in der Urologie. Biermann, Zülpich

Rothauge CF, Nöske HD, Kraushaar J (1981) Erfahrungen mit der Argon-Laserapplikation bei urologischen Erkrankungen. Urologe A 20: 333–339
Sachse H (1974) Zur Behandlung der Harnröhrenstriktur: Die transurethrale Schlitzung unter Sicht mit scharfem Schnitt. Fortschr Med 92: 12–15
Smith JA jr (1991) Urologic laser surgery. Hospimedica 9: 50–55
Smith JA jr, Dixon JA (1984) Neodymium: YAG laser treatment of benign urethral strictures. J Urol 131: 1080–1081
Smith PJB, Roberts JBM, Ball AJ, Kaisary AV (1983) Long-term results of optical urethrotomy. Br J Urol 55: 689–700
Wagner W, Bauer H, Altwein JE, Schneider W (1992) Die Behandlung rezidivierender Harnröhrenstrikturen mittels Photoablation durch Excimer-Laser. In: Merkle W, Haupt (Hrsg) Moderne Methoden der Sonographie und Lasertherapie in der Urologie. Biermann, Zülpich

4.3 Harnblase

A. Hofstetter

Gut- u. bösartige Veränderungen der Harnblasenwand (Polypen, Hämangiome, Endometrioseherde, Karzinome, Metastasen, Bilharzialäsionen, interstitielle und radiogene Zystitis, Arteriitis nodosa usw.) sind mit dem Neodym-YAG-Laser aufgrund seines homogen koagulierenden Tiefeneffekts exakt zu zerstören.

Die erforderliche Leistung beträgt 20–40 Watt, wobei bei der Laseranwendung an der Blasenhinterwand wegen der Gefahr der Darmperforation besondere Vorsicht geboten ist. Bei größeren Läsionen ist daher eine Laserung nur unter pelviskopischer Kontrolle indiziert (Abb. 4.16a, b).

4.3.1 Harnblasenkarzinom

Harnblasentumoren sind mit dem Nd-YAG-Laser interstitiell und berührungsfrei bei gleichzeitigem Verschluß der Blut- und Lymphgefäße zerstörbar (Halldørsson u. Langerhole 1978; Hofstetter 1986, 1988, 1992; Hofstetter u. Frank 1979).

Die homogene Volumennekrose nach Nd-YAG-Laserbestrahlung ist scharf begrenzt und erfaßt bei korrekter Bestrahlungstechnik (senkrechter Strahlengang, Bestrahlung unter Wasser) die gesamte Harnblasenwand (Abb. 4.17).

Indikationen (Abb. 4.18)

- *kurativ:* Ta–T2 (3), NO, MO;
- *palliativ:* T3–T4, N1–4, Mx/M1;
- *Cis,* schwere Dysplasien (photodynamische Diagnostik! und Therapie!).

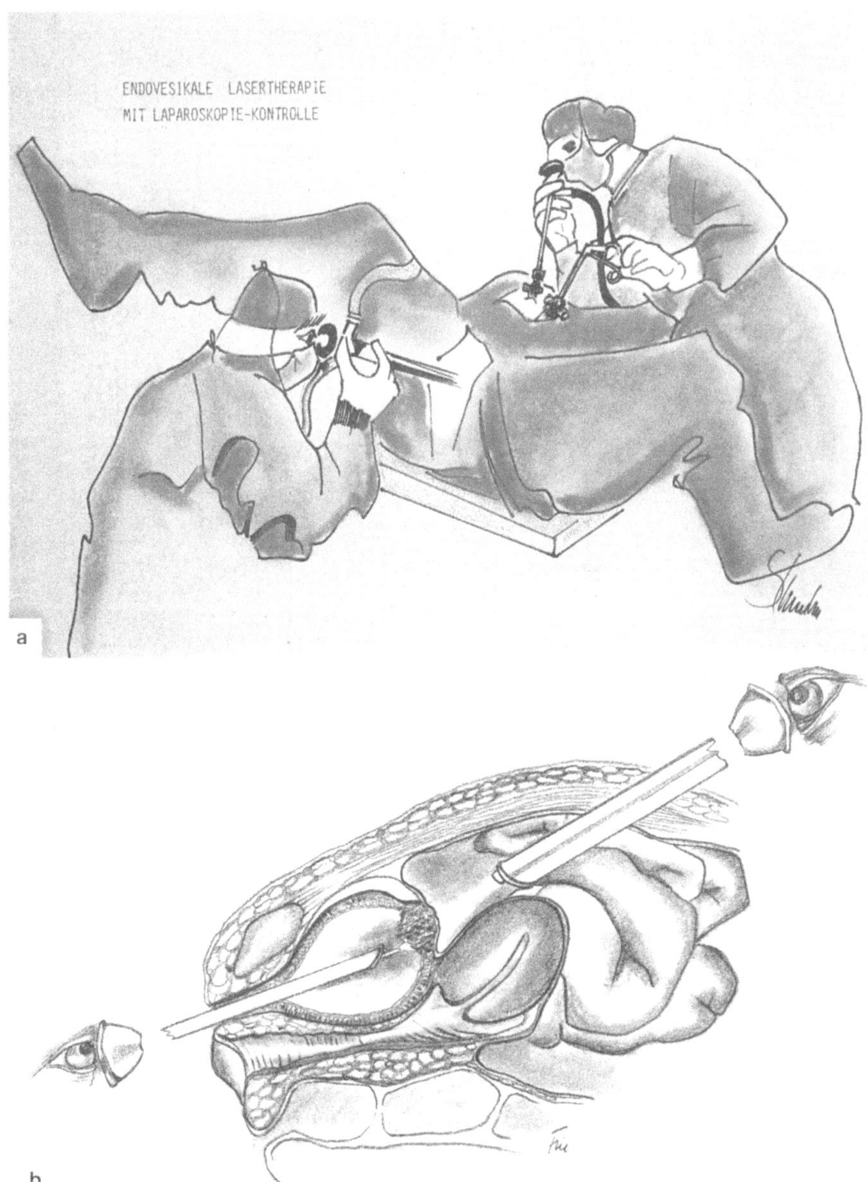

Abb. 4.16 a, b. Endoskopische Bestrahlung eines Karzinoms an der Harnblasenhinterwand (40 Watt) unter endoskopischer Kontrolle

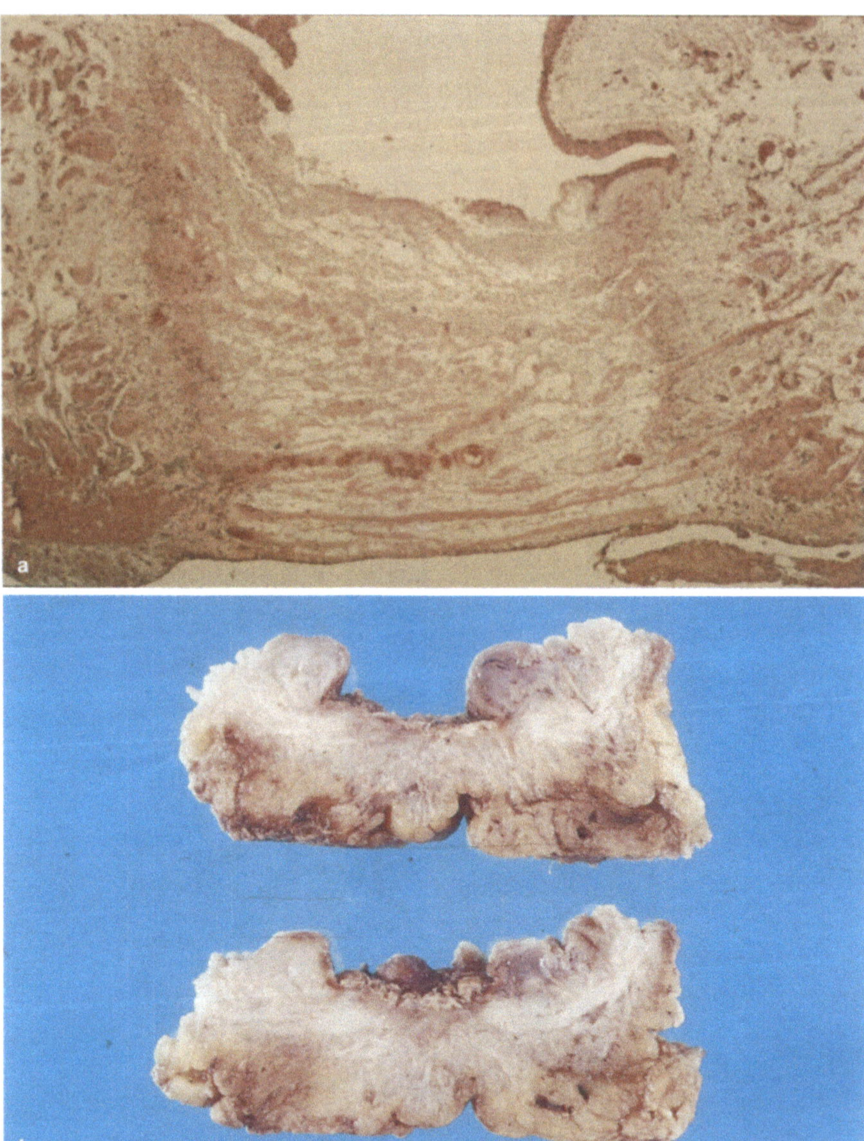

Abb. 4.17. a Homogene, die gesamte Harnblasenwand durchdringende Nekrose nach Nd-YAG-Laserapplikation beim Kaninchen. **b** durchgehende, die gesamt Harnblasenwand erfassende Nekrose nach Nd-YAG-Laserbestrahlung eines menschlichen Harnblasenkarzinoms (Sagittalschnitte). (Keiditsch et al. 1977; Keiditsch et al. 1986)

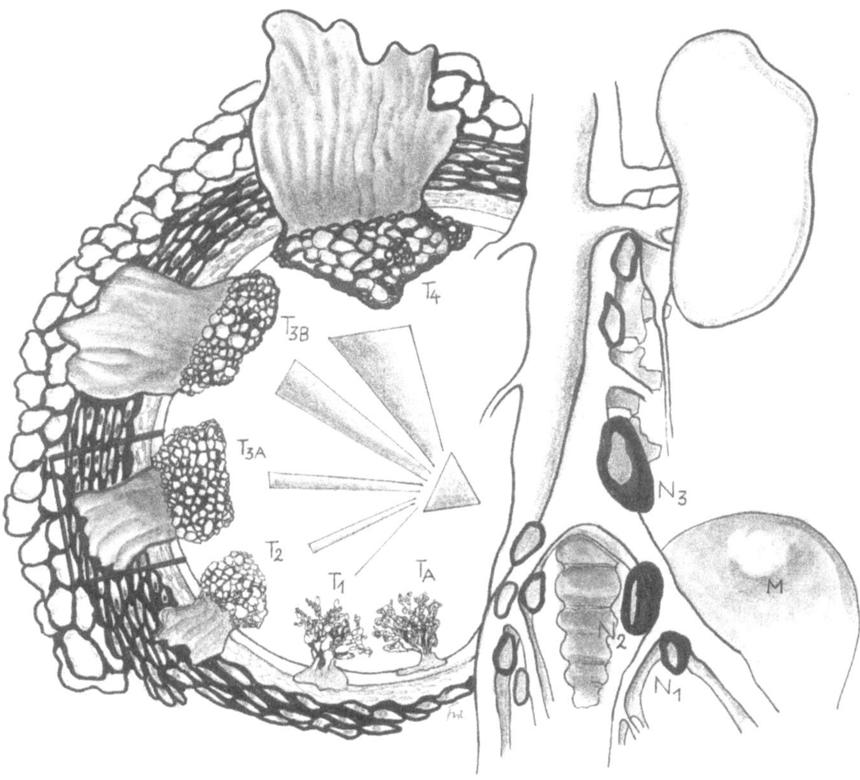

Abb. 4.18. Harnblasenkarzinom (TNM-System)

Präoperative Untersuchungen

Infusionsurogramm (IUG), Spülzytologie, Skopie und gezielte Biopsie unter Zuhilfenahme der photodynamischen Diagnostik.

Metastasenscreening

Computertomographie (Abdomen, Becken), Lungenübersicht, offene oder laparoskopische Lymphadenektomie, Knochenszintigraphie, Knochenmarksbiopsie.

Operatives Vorgehen

- Laserleistung: 20–40 Watt je nach Harnblasenfüllung, Blasenwanddicke und Bestrahlungszeit (Abb. 4.19);
- Eindringtiefe: 0,4–0,8 cm, jedoch 1,2–1,6 cm thermische Effekte wie elektronenmikroskopische Untersuchungen zeigten (Lehmann et al. 1988);

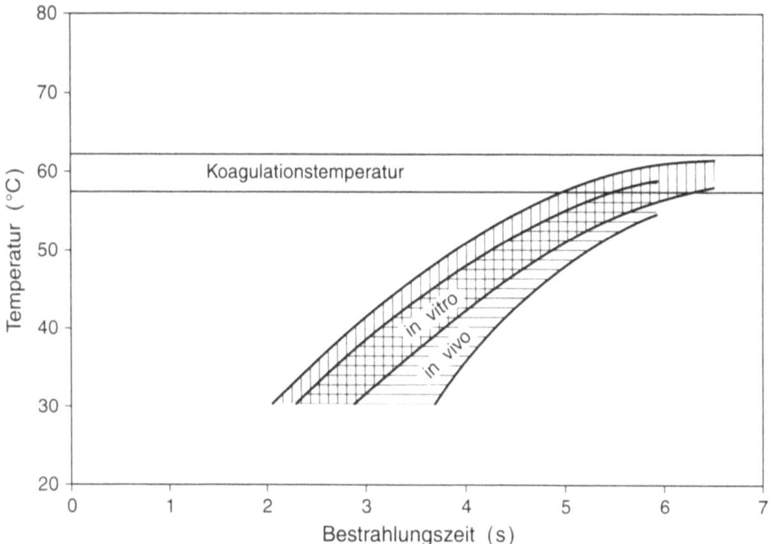

Abb. 4.19. Temperaturverteilung an der menschlichen Blasenhinterwand (Blasenwanddicke 7–10 mm) in vivo und in vitro während Nd-YAG-Laserbestrahlung (45 Watt, 2–6 s. bestrahlter Bereich ca. 3 mm Durchmesser. (Pensel J., Hofstetter A. et al. 1981)

- Eindringtiefe *vermindert*: bei starken entzündlichen Veränderungen oder starker Vaskularisation der Harnblasenschleimhaut, bei Verwendung von Gas zur Harnblasenentfaltung, Blutungen bzw. blutige Spülflüssigkeit.
- Eindringtiefe *erhöht*: bei Bestrahlung unter Verwendung von Wasser zur Blasenfüllung.
- Harnblasenwanddicke: beim Erwachsenen 0,4–0,7 cm bei 200 ml Füllung.
- Harnblasenwanddicke vermindert: bei Zustand nach Voroperationen.
- **Cave:** Bestrahlungen der Harnblasenhinterwand!

Sollten größere Areale an der Blasenhinterwand bestrahlt werden müssen, v. a. nach Voroperationen, ist dies wegen der Gefahr der Darmadhärenz nur unter lapraroskopischer Kontrolle gestattet (Abb. 4.16a, b).

Bestrahlungsmodus (Abb 4.21 a–d)

- 0,9 %-NaCI-Lösung als Harnblasenfüllmittel (beim Erwachsenen 200 ml),
- zeilenförmige Strahlführung (fokussierter Laserstrahl) auf die Tumorbasis, dann, soweit möglich, kreisförmige Bestrahlung des Areals um den Tumor auf eine Breite von 0,5–1 cm, bis sich das Bild eines sog. „spanischen Kragens“ (weißliche Verfärbung des Gewebes) ergibt (Hofstetter u. Frank 1979, 1981, 1985; Meier et al. 1985; Spitzenpfeil et al. 1989; Staehler u. Hofstetter 1979). Ist eine zirkuläre Bestrahlung nicht möglich genügt es, die Hälfte bis Dreiviertel der Tumorbasiszirkumferenz zu bestrahlen. Dann interstitielle Laserapplikation (Abb. 4.22c) und/oder zeilenförmige Bestrah-

lung des exophytischen Tumoranteils. Bei diesem Vorgehen wird die zentrale Gefäßversorgung des Tumors zerstört, so daß die oft sehr unangenehme, starke Blutung bei der Resektion größerer exophytisch wachsender Tumoren vermeidbar wird (Abb 4.22a–c).

- Besondere Beachtung ist den Tumorgefäßen zu schenken (Abb. 4.20). Sie sind einzeln zu zerstören, indem man mit dem Laserstrahl an ihnen entlangfährt. Außerdem führen sie zum Tumor oder weiteren Tumorabsiedlungen.
- Bestrahlung von Tumoren bis Kirschgröße (Abb. 4.21a–d):
  - Nd-YAG-Laserbestrahlung der Tumorbasis und der Tumorumgebung (Abb. 4.21b) sowie des Tumors (Abb. 4.21c).
  - Entfernung des bestrahlten Tumors mit der Biopsiezange (Abb. 4.21d).
  - Nd-YAG-Laser-Nachbestrahlung der Tumor*ränder* (0,5–1,0 cm Bestrahlungssaum).
- Tumoren mit einem größeren exophytischen Anteil als Kirschgröße (Abb. 4.22a–c):
  - Nd-YAG-Laserbestrahlung der Tumorbasis und der Tumorumgebung sowie des Tumors interstitiell und/oder berührungsfrei, zeilenförmig;
  - Resektion des bestrahlten Tumorareals (Abb. 4.22d);
  - Nd-YAG-Laserbestrahlung der Tumorränder und des Tumorgrunds (Abb. 4.22f) mit Verschluß der evtl. durch die TUR eröffneten Blut- und Lymphgefäße.

Vorteile der Nd-YAG-Laserbestrahlung gegenüber der TUR

- Durch die Nd-YAG-Laserbestrahlung werden die Blut- und Lymphgefäße berührungsfrei primär verschlossen, so daß nicht, wie bei der TUR, nach mechanischer Zerstörung der Lamina propria die Blut- und Lymphgefäße weit eröffnet werden und somit die Gefahr einer Tumorzellenverschleppung gegeben ist (Page et al. 1978; Soloway u. Martens 1980; Weldon u. Soloway 1975).
- Wegen des primären Verschlusses der zentralen Gefäßversorgung des Tumors durch den Nd-YAG-Laser kommt es während der Resektion des exophytischen Anteils kaum zu einer Blutung.
- Davon abgesehen sind nach Nd-YAG-Laserbestrahlung sämtliche Tumorzellen, die im Bestrahlungsbereich lagen, devitalisiert.

Kontrolluntersuchungen

- Kontrollkopien: 4 Wochen nach Eingriff, evtl. mit photodynamischer Diagnostik (s. Kap. 5).
- Im 1. Jahr nach Tumorentfernung: vierteljährliche Skopien, halbjährliche photodynamische Diagnostik.
- Ab dem 2. Jahr: halbjährliche Kontrollen.

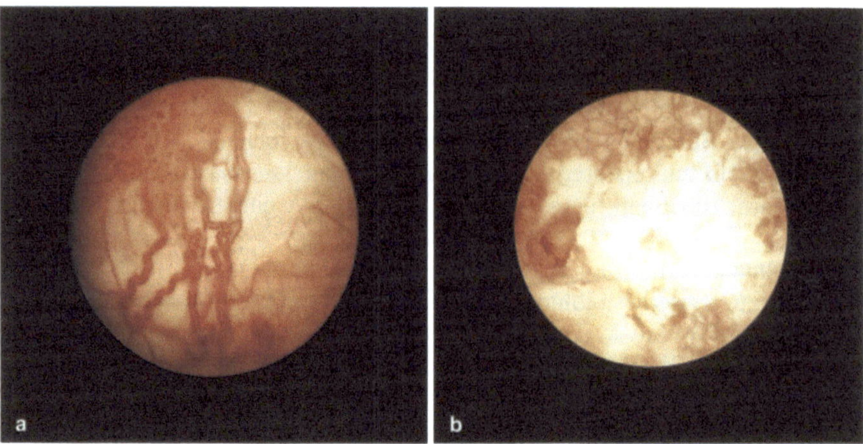

Abb. 4.20. **a** Harnblasentumor mit sog. Tumorgefäßen vor Laserbestrahlung: typische Tumorgefäße. **b** Zustand nach Nd-YAG-Laserbestrahlung. Die sog. Tumorgefäße sind von besonderer Bedeutung, da sie nicht nur zum Tumor, sondern auch zu Satellitentumoren führen, die häufig übersehen werden

- Ab dem 5. Jahr: jährliche Kontrollskopien, evtl. mit photodynamischer Diagnostik.
- Bei Rezidiv: wie nach Primärtumor.
- Bei hochdifferenziertem Karzinom: zunächst halbjährliches Staging über ein Jahr, dann einjährige Kontrolle (CT, Knochen-Scan, evtl. KM-Biopsien), halbjährliche Kontrollskopien über 3 Jahre, nach 3 Jahren einjährige Skopien.
- Bei mittel- und niederdifferenziertem Karzinom: zunächst halbjährliches Staging über 2 Jahre, dann einjährige Kontrolle. Kontrollskopien mit zytologischer Untersuchung halbjährlich bis 5 Jahre.
- Bei T1b-T4-Tumoren: falls Lymphknotenstaging im CT negativ, laparoskopische pelvine Lymphadenektomie.

Kontraindikationen

- Schrumpfblasen
- multiple Carcinomata in situ (niederdifferenziert), Dysplasien D_2, D_3
- „bulky disease".

Instrumentarium

Multiskop (nach Hofstetter, Baumgartner, Kriegmair, Fa. Storz)
- zur photodynamischen Diagnostik und Nd-YAG-Laserbestrahlung,
- zur TUR und photodynamischen Diagnostik.

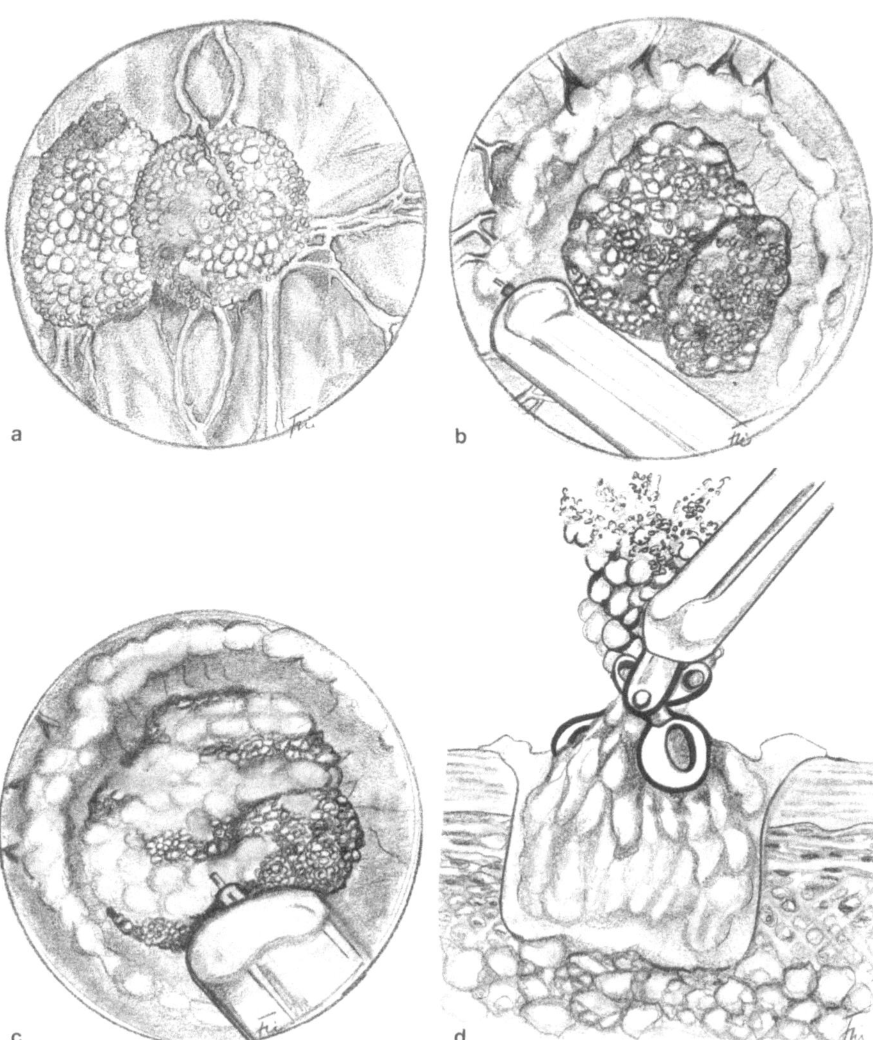

Abb. 4.21 a–d. a Typischer Harnblasentumor mit Tumorgefäßen (Schemazeichnung). **b** Verschluß der zum Tumor führenden Gefäße und Koagulation des Tumorrandes unter Bildung eines 0,5–1 cm breiten weißlichen Wallsaums (spanischer Kragen)-(Aufsicht). **c** Zeilenförmige Zerstörung des exophytischen Tumoranteils mit dem Nd-YAG-Laser (Aufsicht). **d** Biopsie des laserbestrahlten Tumors (Seitenansicht).

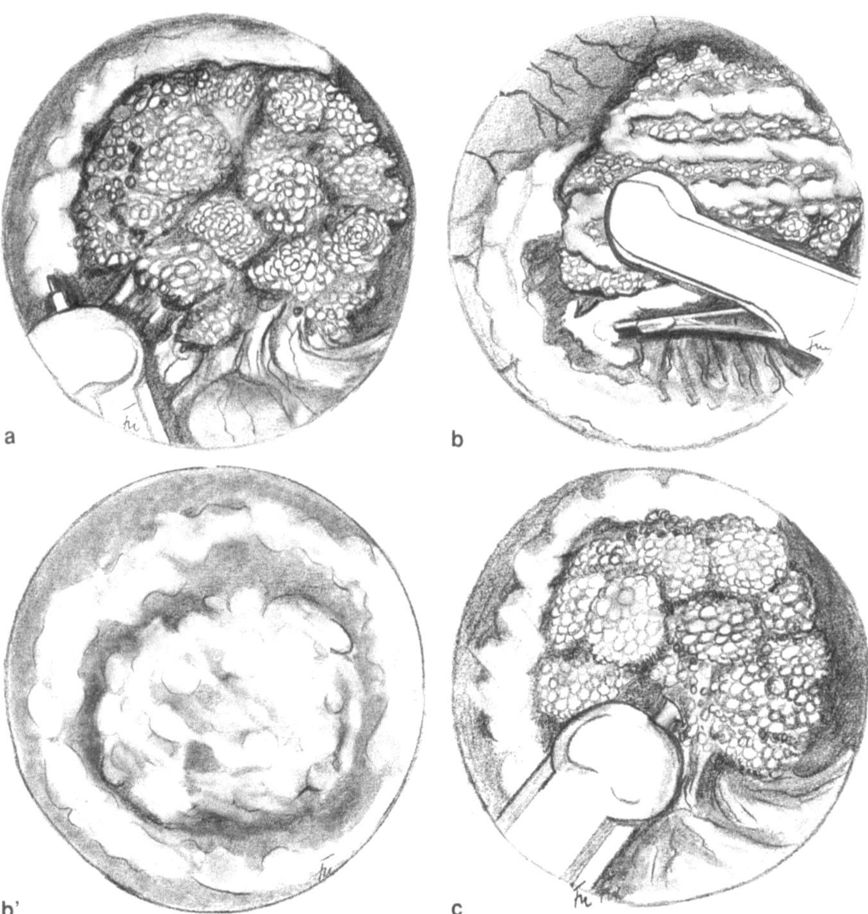

Abb. 4.22 a–c. **a** Großer Harnblasentumor mit semizirkulärer Bestrahlung der Tumorbasis, (Aufsicht). **b** Zeilenförmige, berührungsfreie Bestrahlung des exophytischen Tumoranteils. **b'** Es ist darauf zu achten, daß keine unbestrahlten Tumorinseln zurückbleiben. **c** Interstitielle Tumorbestrahlung.

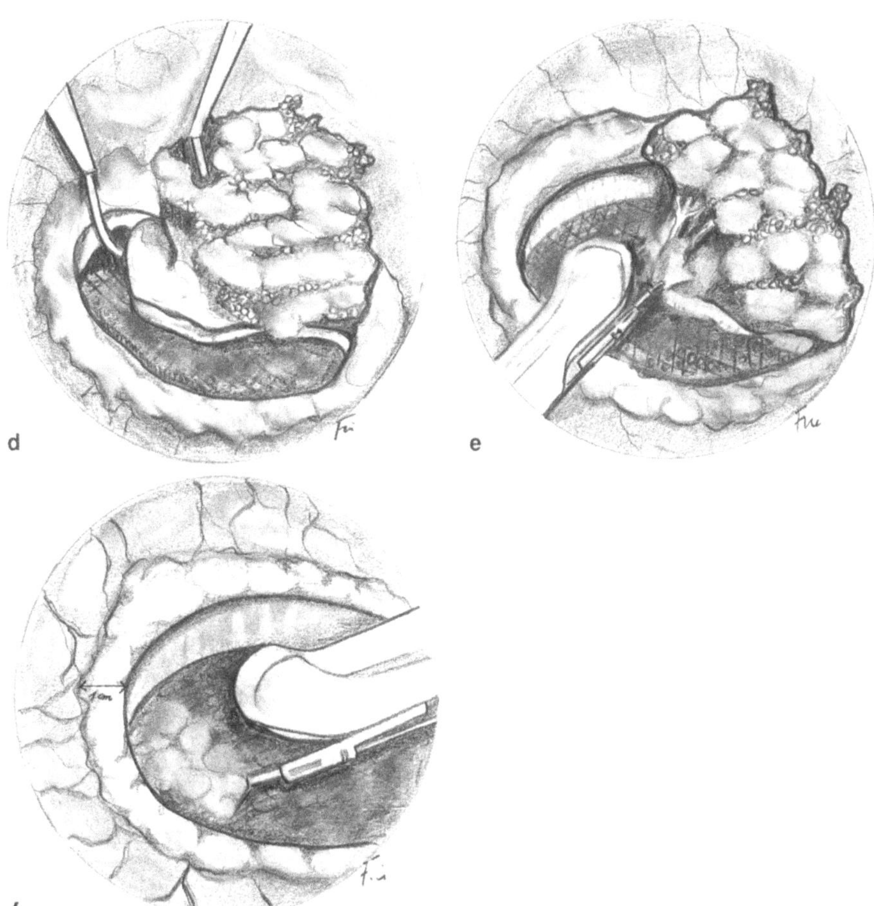

Abb. 4.22 d–f. d Abtragung der bestrahlten Tumormassen mit TUR-Schlinge oder Biopsiezange. *Sonderfall:* Bei sehr großen exophytischen Tumormassen ist auch eine schrittweise Tumorbestrahlung und -abtragung möglich (s. Abb. 4.22 e–f). Nach Abtragung der bestrahlten Anteile mit der elektrischen Schlinge oder der Biopsiezange, Nachbestrahlung des Tumorrestes (**e**). **f** Bestrahlung des Tumorgrundes und des Tumorrands mit dem Nd-YAG-Laser nach Abtragung der bestrahlten Tumormassen.

Literatur

Benson RC (1986) Integral photoradiation therapy of multifocal bladder tumors. Eur Urol 12 [suppl 1]:47-53

Frank F (1979) Der Nd-YAG-Laser. Dissertation, Universität

Halldørsson T, Langerholc J (1978) Thermodynamic analysis of laser irradiation of biological tissue. Appl Optics 17:3948-3950

Hofstetter A (1986) Treatment of urological tumors by Nd-YAG laser. Eur Urol 12 [suppl 1]:21-24

Hofstetter A (1988) Laserkoagulationstherapie des Harnblasenkarzinoms. In: Schüler J, Hofstetter A (Hrsg) Endourologie. Thieme Stuttgart New York, S 261

Hofstetter A (1992) Application of lasers in bladder cancer. Sem Surg Oncol 8:214-216

Hofstetter A, Frank F (1979) Ein neues Laser-Endoskop zur Bestrahlung von Blasentumoren. Fortschr Med 97:232-234

Hofstetter A, Frank F (1979) Der Neodym-YAG-Laser in der Urologie. Editiones Roche, Basel

Hofstetter A, Frank F (1981) Endoscopic Nd:YAG laser application for destroying bladder tumors. Eur Urol 7:278- 279

Hofstetter A, Frank F (1985) Laser treatment of bladder tumors: experimental and clinical resuluts. In: Schmith Ja jr (ed) Lasers in urology surgery. Year Book, Chicago

Jocham D, Schmiedt E, Staehler G (1985) Laser-Photodynamic therapy of multifocal bladder carcinoma using hematoporphyrin derivative (HpD) as a tumor photosensitizer. XXth Congr Int Soc Urol, Vienna

Keiditsch E (1986) Morphological fundamentals in the treatment of tumors with the Nd:YAG laser. Eur Urol 12 [Suppl 1]:12-16

Keiditsch E, Langer R, Staehler G, Hofstetter A (1977) Morphologische Veränderungen an der Kaninchenharnblase nach Laserbestrahlung. Verh. Dtsch Ges Pathol 61:367-369

Lehmann R, Meier H, Willital GH (1988) Veränderungen intra- und extrazellulärer Strukturen nach Nd:YAG Laser-Resektion. Laser Med Surg 4:116-119

Meier U, Hofstetter A, Pflüger H (1985) Effects of intravesical instillation of mitomycin after endoscopic treatment with TUR or laser and recurrence rate of bladder tumors. XXth Congr Int Soc Urol, Vienna

Page BH, Levison UB, Corwen MP (1978) The site of reccurence of non-infiltrating bladder tumors. Br J Urol 50:237-238

Pensel J, Hofstetter A, Frank F et al. (1981) Temporal and spatial temperature profile of the bladder serosa in intravesical Nd:YAG laser irradiation. Eur Urol 7:298-300

Pensel J, Hofstetter A, Keiditsch E, Staehler G (1979) Wärmeleitung auf der Blasenrückwand während der endoskopischen Laserbestrahlung. 3rd Int. Congr. Laser Surgery, Graz

Solowas MS, Martens S (1980) Urothelial resceptibility to tumour cell implantation: influence of canterization. Cancer 46:1158-1163

Spitzenpfeil E, Hofstetter A, Reis M, Muschter R (1989) Nd:YAG-Laser bei infiltrierenden Blasentumoren. Fortschr Med 107:548-550

Staehler G, Hofstetter A (1979) Transurethral laser irradiation of urinary bladder tumours. Eur Urol 5:64-69

Weldon TE, Soloway MS (1975) Susceptibility of urothelium to neoplastic cellular implantation. Urology 5:824-827

Zimmermann J, Stern J, Frank F, Keiditsch E, Hofstetter A (1984) Interception of lymphatic drainage by Nd-YAG laser irradiation in rat urinary bladder. Laser Surg Med 4:167-172

4.3.2 Bilharziose (Abb. 4.23)

Der Schistosoma Hämatobium-Wurm, eine bigenetische Trematode, lebt im prostatovesikalen Venenkomplex. Das Weibchen legt ihre Eier hauptsächlich in die subepithelialen und interstitiellen Gewebsschichten der Harnblase ab. Die Wurmeier rufen im Gewebe eine entzündliche lokale Reaktion mit Infiltration von Rundzellen, Monozyten, Eosinophilen und Riesenzellen hervor, die tuberkelartige Knötchen bilden. Später kommt es zu Narbenbildungen, Geschwüren, Epithelmetaplasien bis zu Plattenepithelkarzinomen. Eine häufige Komplikation ist die sekundäre Infektion des Harntrakts. Die eingeschlossenen, abgestorbenen Wurmeier werden nicht in das Harnblasenlumen ausgeschiedenen. Die Eier verkalken und bilden flächenhafte, subepitheliale Kalkschichten, sowohl im Bereich des Harnleiters als auch im Bereich der Harn- und Samenblase.

Diese patholphysiologischen Vorgänge ergeben typische endoskopische Bilder:

- im *Anfangstadium:*
  - Tuberkel (Abb. 4.24),
  - Knotenbildungen,
  - polypöse Veränderungen.
- *Folgeschäden:*
  - „sandy patches“ (sandfarbige schleimige Auflagerungen mit Schleimhautarealen ohne normale Gefäßstrukturen),
  - akute und chronische Geschwürsbildungen,
  - Zystitis glandularis und cystika.
- *Spätkomplikationen:*
  - Schrumpfblase,
  - Blasenhalobstruktion,
  - Leukoplakie,
  - Carcinoma in situ,
  - invasives Karzinom.

Indikationen

Der Nd-YAG-Lasereinsatz ist indiziert bei allen akuten und chronischen Läsionen, abgesehen von hochgradigen Schrumpfblasen. Bei Blasenhalskontrakturen sind Nd-YAG-Laserinzisionen bei 5, 7 und 12 Uhr indiziert. Bei lokalisierten verkalkten Arealen bzw. verkalkten Wurmeiern ist der Einsatz des Laserlithotripters gerechtfertigt.

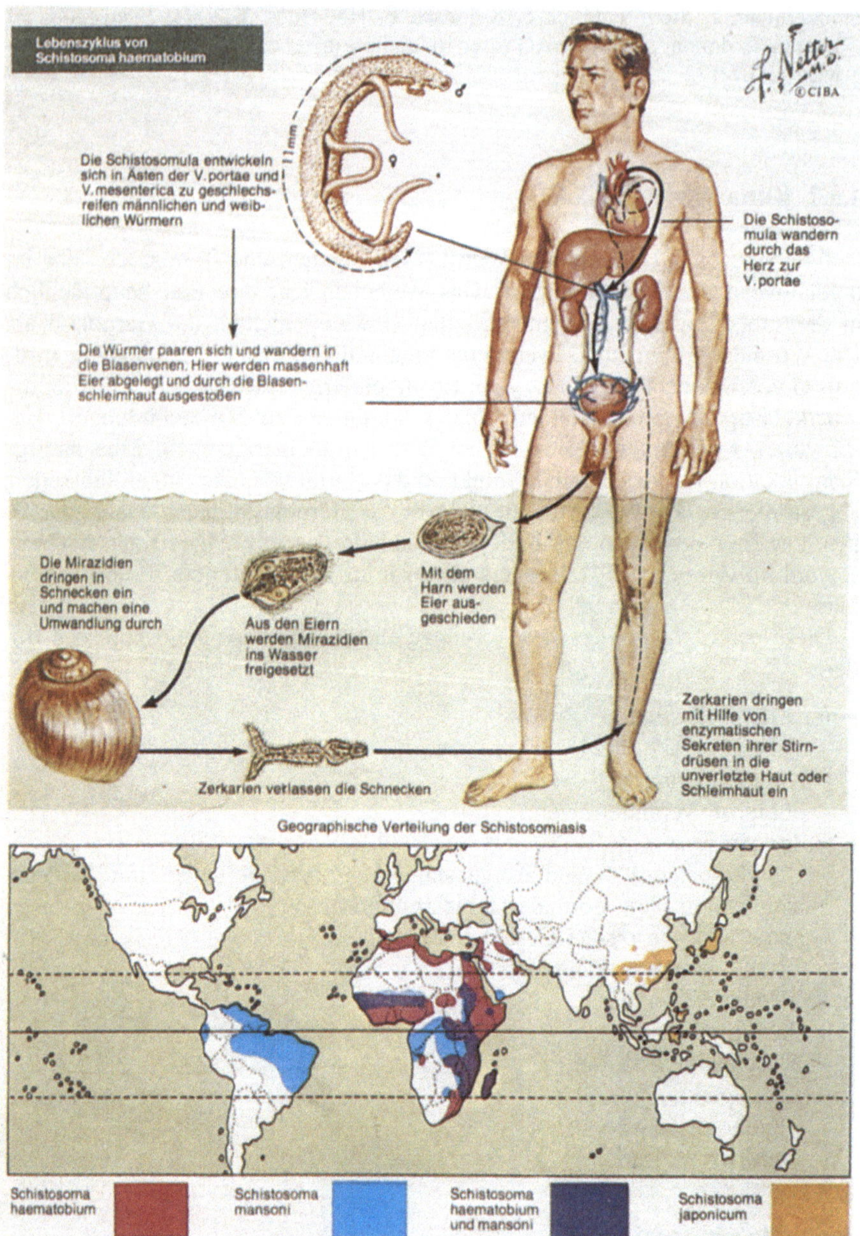

Abb. 4.23. Infektionszyklus von Schistosoma haematobium. (Aus: Netter Atlas)

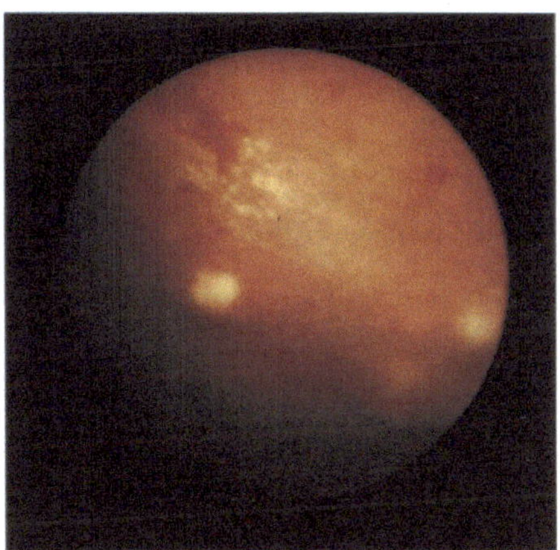

Abb. 4.24. Tuberkelartige Veränderungen im Bereich der Harnblasenschleimhaut

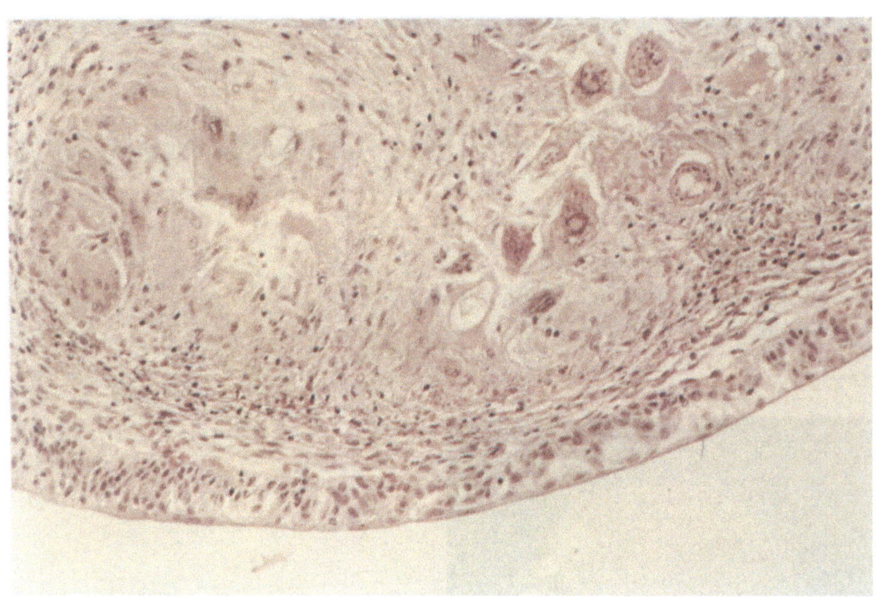

Abb. 4.25. Histologischer Befund: Harnblasenschleimhaut mit Darstellung der typischen Wurmeier. (HE-Färbung)

Präoperative Untersuchungen

IUG, Wurmeiernachweis aus Urin, Urethrozystoskopie und Blasenwandbiopsie (Abb 4.25).

Metastasenscreening

Wie beim Harnblasenkarzinom (s. Abschn. 4.3.1).

Operatives Vorgehen (Abb. 4.26).

- Die mit dem Auge erkennbaren Läsionen werden zeilenförmig mit dem Nd-YAG-Laser zerstört (sollte sich die photodynamische Diagnostik auch bei der Harnblasenbilharziose sinnvoll erweisen, wäre sie, wie beim Harnblasenkarzinom einzusetzen).
- Laserleistung: 20–40 Watt.
- Berührungslose Zerstörung der Bilharzia-Läsionen (inklusive Bilharziaeier)

Kontrollskopien

- Vier Wochen nach dem Eingriff;
- dann halbjährlich bis zu 2 Jahren.

Kontraindikationen

- Hochgradige Schrumpfblase,
- multiple Karzinome bzw. Carcinomata in situ,
- multiple Dysplasien D2, D3.

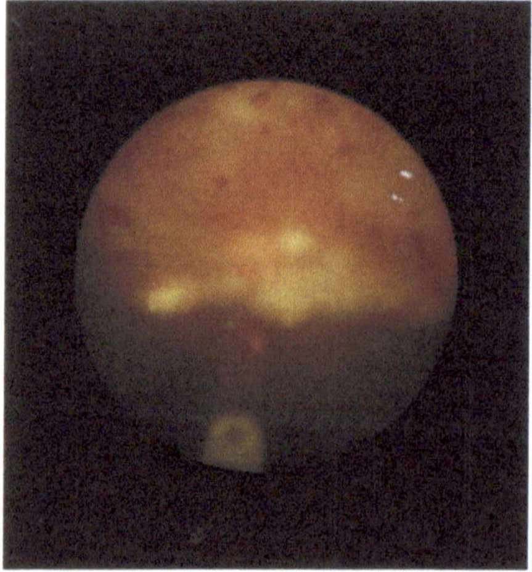

Abb. 4.26. Nd-YAG-Laserbestrahlung (20 Watt) der entzündlich oder ulzerös veränderten Harnblasenschleimhautareale

4.3.3 Interstitielle Zystitis (Hunner-Ulkus, submuköse Fibrose)

Die interstitielle Zystitis ist gewöhnlich eine Erkrankung der Frau im mittleren Alter. Sie ist charakterisiert durch eine Fibrose der Harnblasenwand mit zunehmendem Verlust der Blasenkapazität.

Daraus folgen Pollakisurie, imperativer Harndrang und Schmerzsensationen im Beckenbereich.

Die Ursachen der interstitiellen Zystitis sind nicht bekannt. Möglicherweise handelt es sich um eine Autoimmunkollagenose. Die primäre Veränderung ist eine Fibrose in den tieferen Schichten der Harnblase. Das Harnblasenendothel ist ausgedünnt, besonders am Blasendach. Darüber hinaus findet man in diesem Bereich häufig kleinere Ulzerationen oder Schleimhauteinrisse. In schweren Fällen kommt es auch zu Veränderungen des Blasenauslasses mit vesikoureteralem Reflux bis zur Hydronephrose.

Bei der *endoskopischen Untersuchung* mit langsamer Harnblasenfüllung verspürt die Patientin einen typischen suprapubischen Schmerz. Die Blasenschleimhaut kann dabei weitgehendst unauffällig aussehen. Häufig finden sich jedoch punktförmige Blutungen, v. a. nach stärkerer Blasenfüllung, oder größere petechiale Areale. Geschwürsbildungen sind selten.

Indikationen

Nd-YAG-Laserbestrahlung bei typischer Schmerzsymptomatik, Urge und Ulkusbildung.

Präoperative Untersuchungen

Infusionsurogramm, Zystoskopie und Harnblasenwandbiopsien.

Operatives Vorgehen

- Zeilenförmige Bestrahlung der verdächtigen Areale und Ulzera.
- Berührungslose Zerstörung der entzündlich veränderten Areale. (Die Patientinnen sind nach dem Eingriff schlagartig beschwerdefrei.)
- Laserleistung 20–25 Watt, Gesamtdosis bis zu 30 000 J.

(Möglicherweise kann auch durch die photodynamische Diagnostik die Erkrankung besser erfaßt und durch die photodynamische Therapie behandelt werden. Dies ist jedoch noch Gegenstand der Forschung).

Kontrolluntersuchungen

Kontrollskopien und erneute Laserbehandlung sind beim Wiederauftreten der Schmerzen erforderlich.

Kontraindikationen

- Hochgradige Schrumpfblasen. In diesen Extremfällen ist eine Blasenerweiterungsplastik bzw. eine Neoblase indiziert.

Literatur

Dann T, Pensel J, Hofstetter A (1988) Bilharziose – Ursache einer therapierefraktären Zystitis? Einsatz des Nd:YAG-Lasers. 30. Tag. Verein Nordd. Urologen, Hamburg

Dunshee C, Shanberg AM (1993) Benign dieseases of the bladder. In: Smith JA, Stein BS, Benson RC (eds) Lasers in urologic surgery, 8. Mosby, St. Louis London Madrid, pp 107-112

Hammouda HMM (1993) Use of Nd:YAG Laser in treatment of benign bilharzial lesions of urinary bladder. Thesis for M.D. Degree in Urology, Assiut University Egypt.

Hofstetter A, Frank F (1984) Nd:YAG-Laser in der Urologie. Med foc 3:2

Hofstetter A (1986) Unspezifische und spezifische Entzündungen des Urogenitaltraktes. In: Hofstetter A, Eisenberger F (Hrsg) Urologie für die Praxis, 6. Bergmann, München S 108

Hofstetter A (1989) Laseranwendung schafft neue Perspektiven. Fortschr Med 107/26:545-546

Pensel J, Dann T, Hofstetter A (1986) Schistosmiasis as cause of painful urogenital syndrome. IX. Internat. Congr. of Infections and Parasitic Disease, München

4.4 Ureter

4.4.1 Uretertumoren

Indikationen

- Anatomische und funktionelle Einzelnieren,
- Niereninsuffizienz,
- erhöhtes Karzinomrezidiv – Risiko nach Nierentransplantation (Immunsuppression!),
- beidseitiger Tumorbefall,
- endemische Nephropathie,
- erhöhtes Karzinomrisiko bei Phenacetinabusus, vermehrter Exposition von aromatischen KH-Stoffen usw.,
- TA – T2, NO, MO-Tumoren (kurativ) (Abb. 4.27a, b), fortgeschrittene Stadien können nur palliativ in Kombination mit Chemotherapie (z. B. MVEC) behandelt werden.

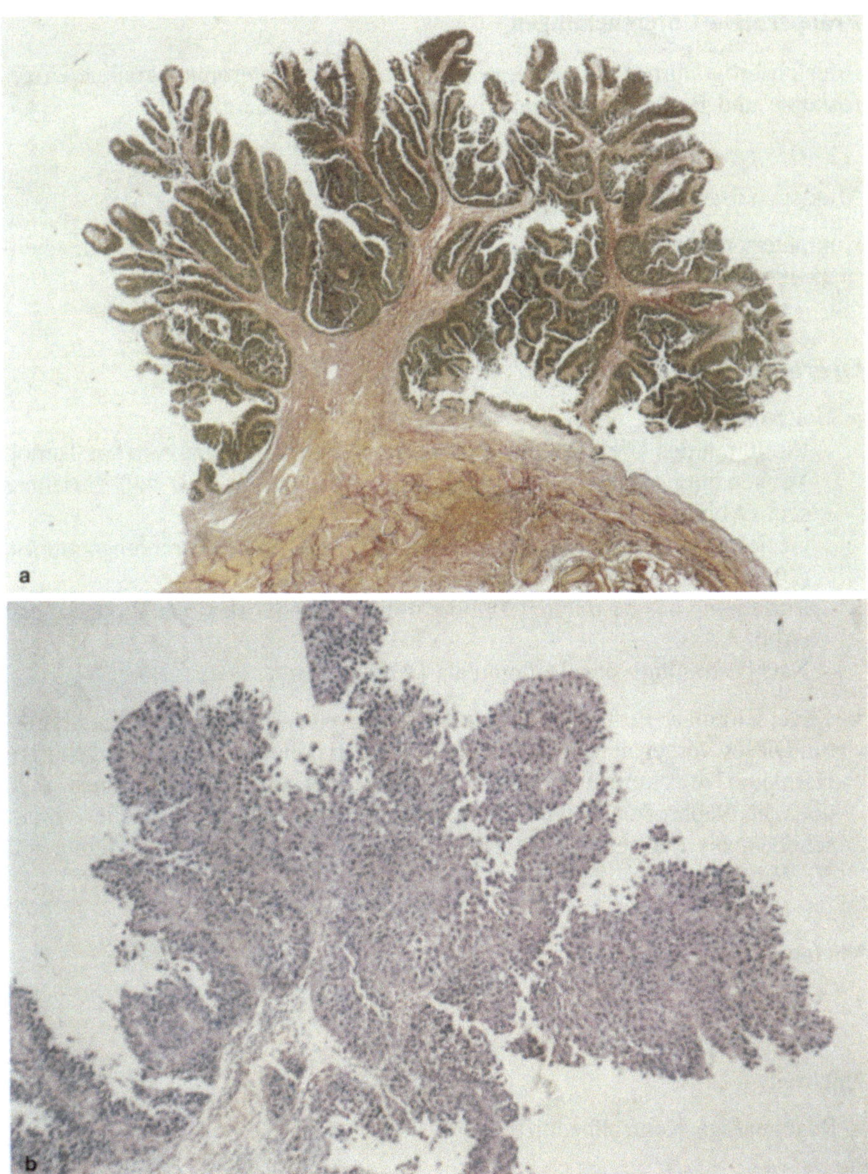

Abb. 4.27. **a** Papillärer Uretertumor, histologischer Schnitt vor Laserbestrahlung (van Gieson-Färbung) **b** Derselbe Tumor nach Laserbestrahlung, histologische Differenzierung noch gut möglich. (HE-Färbung)

Präoperative Untersuchungen

Infusionsurogramm, Spülzytologie vor retrograder Ureteropyelographie/Ureteroskopie und Biopsie; wenn positiv: Metastasenscreening.

Metastasenscreening

Computertomogramm (Becken, Abdomen), Knochenszinitigraphie, Knochenmarksbiopsie, Lungenübersichtsaufnahmen in 2 Ebenen.

Operatives Vorgehen

- Ureteroskopie
  - Einführen des Ureteroskops mit und ohne Führungsdraht bis zum Tumor. Verwendung einer 0°- und einer 30°-Optik. Tumor muß voll einsehbar sein (Abb. 4.28).
  - Gezielte Zerstörung der Tumorbasis durch einzelne Bestrahlungsimpulse (20–30 Watt), Nd-YAG-Laser, 1–2 s (Abb. 4.29).
  - Entfernung des bestrahlten Tumors mit starrer oder flexibler Biopsiezange (Abb. 4.30).
  - Nachbestrahlung des Tumorareals (Abb. 4.31).
- **Cave:** Zirkuläre Bestrahlung der gesamten Ureterwand führt zur Ureterstriktur. Dieses Vorgehen ist indiziert, wenn bei gefistelter Niere der dazugehörige Harnleiter verschlossen werden soll – dann aber antegrades Vorgehen, d. h. über die Nephrostomie wird die Laserfaser soweit in den Harnleiter vorgeschoben, bis die gewünschte Höhe erreicht ist. Zirkuläre Bestrahlung mit 30 Watt.

Vorteil

- Organerhalt,

Nachteil

- Regelmäßige Kontrollbedürftigkeit.

Kontrolluntersuchungen

Im 1. Jahr nach Tumorentfernung:

- vierteljährlich: Ureteroskopie, Biopsie, Zytologie und Sonographie;
- halbjährlich: Computertomographie, Knochenszintihraphie, Knochenmarksbiopsie.

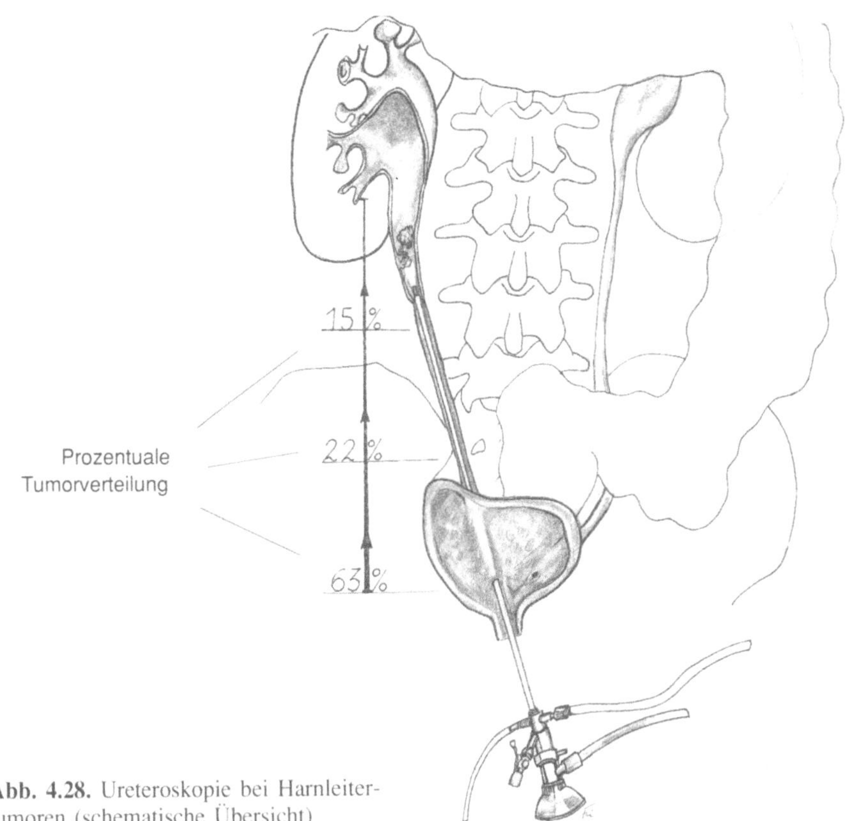

Abb. 4.28. Ureteroskopie bei Harnleitertumoren (schematische Übersicht)

Im 2. Jahr:

- halbjährlich Ureteroskopie, Biopsie, Zytologie und Sonographie;
- dazu kommen: Computertomographie, Knochenszintigraphie und Knochenmarksbiopsie.

Ab dem 3. Jahr:

- dreivierteljährlich Ureteroskopie, Biopsie, Zytologie und Sonographie;
- dazu kommen: Computertomographie, Knochenszintigraphie und Knochenmarksbiopsie.

Ab dem 5. Jahr:

- jährlich Ureteroskopie, Biopsie, Zytologie und Sonographie;
- dazu kommen: Computertomographie, Knochenszintigraphie und Knochenmarksbiopsie.
- Bei Rezidiv: Vorgehen wie nach Primärtherapie.

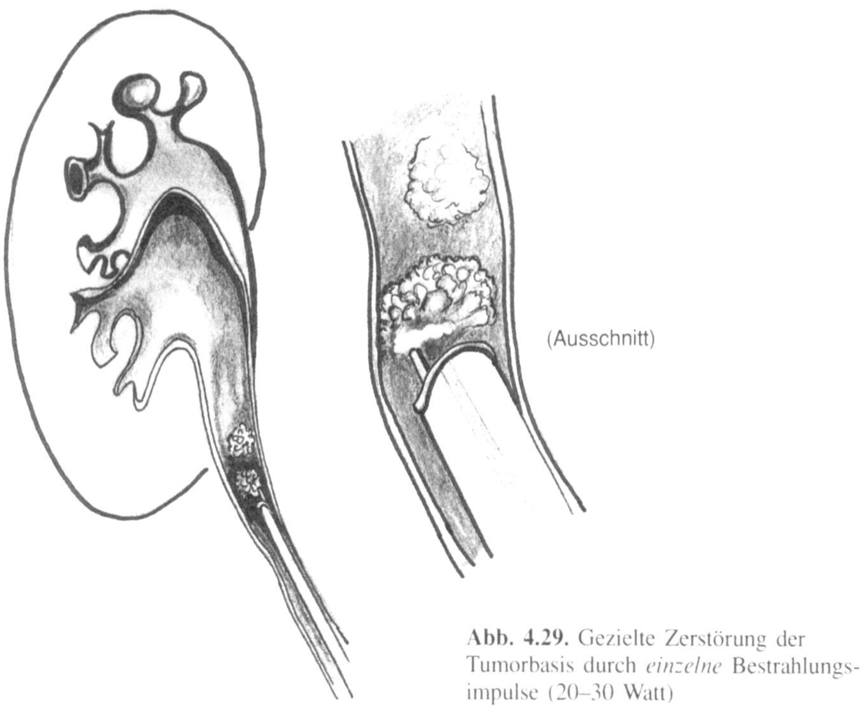

Abb. 4.29. Gezielte Zerstörung der Tumorbasis durch *einzelne* Bestrahlungsimpulse (20–30 Watt)

Kontraindikationen

- Multiple Tumoren, die den gesamten Ureter befallen, niedriger Differenzierungsgrad (G III);
- darüber hinaus Kontraindikationen wie beim Harnblasenkarzinom (s. Abschn. 4.3.1)

Instrumentarium

- Starre Ureterorenoskope (7,5–11,0 Charr),
- flexible Ureterorenoskope (6–12,0 Charr).

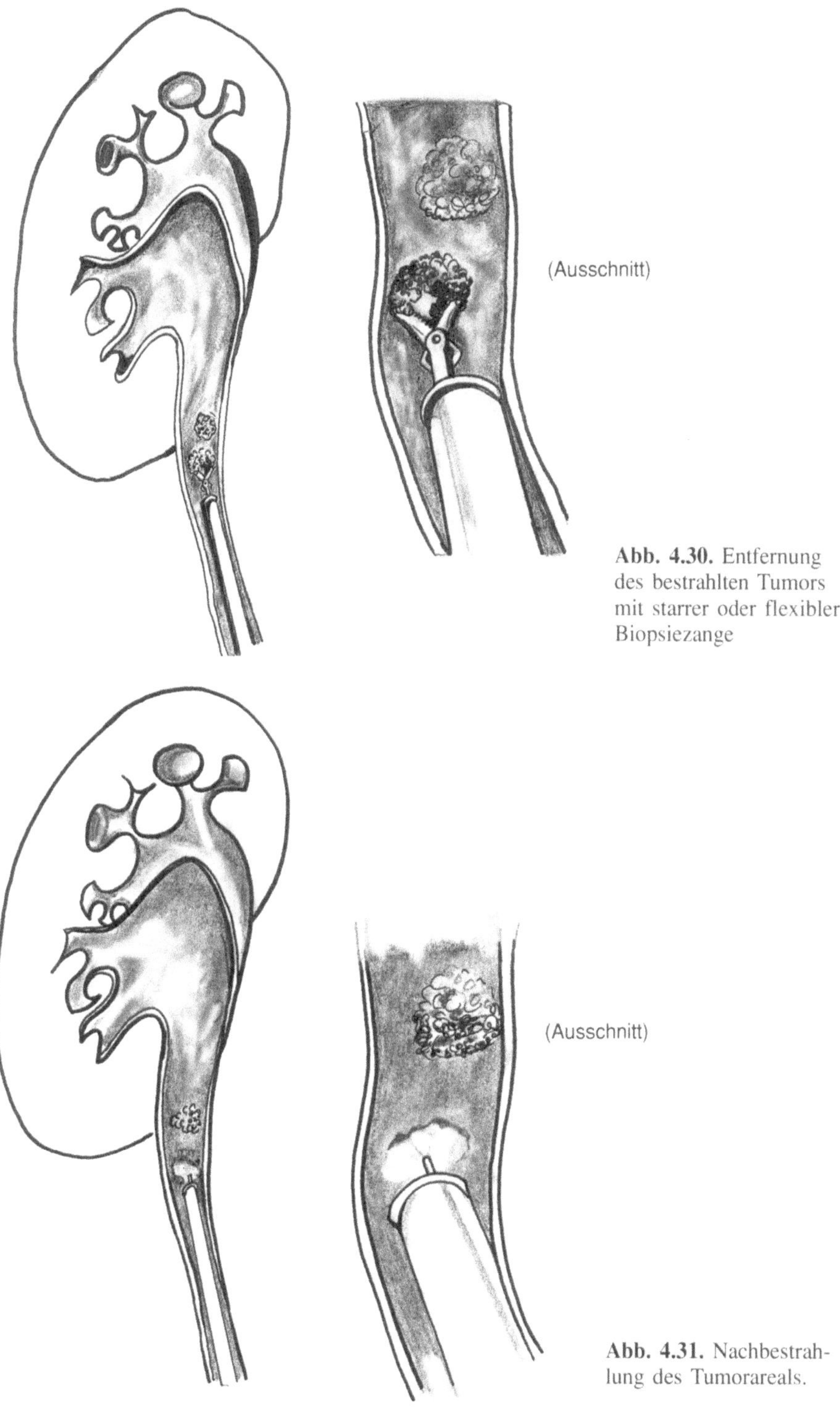

Abb. 4.30. Entfernung des bestrahlten Tumors mit starrer oder flexibler Biopsiezange

Abb. 4.31. Nachbestrahlung des Tumorareals.

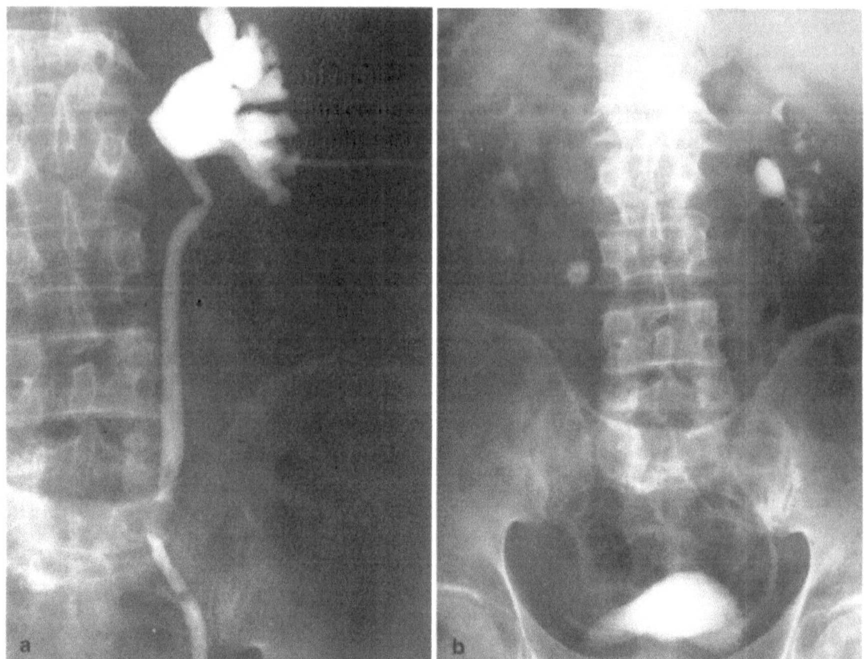

Abb. 4.32. **a** Urogramm vor Laserbestrahlung eines Harnleitertumors **b** Urogramm nach Bestrahlung eines Harnleitertumors

4.5 Nierenbeckenkelchsystem

4.5.1 Nierenbeckenkelchtumoren

Indikationen

Wie bei Uretertumoren (s. Abschn. 4.4.1).

Präoperative Untersuchungen

IUG/Spülzytologie, Ureteropyeloskopie und Biopsien.

Metastasensreening

Computertomographie, Knochenszintigraphie, Knochenmarksbiopsie, Lungenübersichtsaufnahmen.

Operatives Vorgehen

- Zugangswege:
  - Nierenfreilegung und Pyelokalikotomie oder Nephrostomie, evtl. mit Polresektion in Unterkühlung unter Verwendung von „crushed ice" (Abb. 4.33);
  - Ureteropelviskopie (s. Uretertumoren) und Nephroskopie (Abb. 4.34);
  - kalikopelvine Nephroskopie (Abb. 4.34).

Technik

- Die beste Übersicht bietet die offene Freilegung der Niere über einen Interkostalschnitt.
- Je nach Sitz des Tumors oder der anatomischen Verhältnisse: Pyelotomie, Pyelokalikotomie, Nephrotomie oder Polresektion mit und ohne externe Unterkühlung („crushed ice").
- Nach Darstellung: Bestrahlung des Tumors im Abstand von 4–8 cm (fokussiert oder defokussiert) mit 30–35 Watt, bis er sich weißlich verfärbt hat.
- Der nekrotische Tumor wird mit der Biopsiezange abgetragen und das entfernte Material zur histologischen Untersuchung eingesandt.
- Nach Abtragung des exophytischen Tumormaterials, Nachbestrahlung des Tumorareals.

Instrumentarium

- Teflonummantelte Quarzglasfaser mit speziellem Handstück, das Tragen von Laserschutzbrillen ist erforderlich.
- Beim perkutanen Vorgehen (Abb. 4.34) wird zum Tumor über eine kalikopelvine Nephrostomie ein Zugang geschaffen. Die Laserquarzglasfaser wird unter Verwendung eines 24 bzw. 26 Charr Nephroskops (starr oder flexibel) mit und ohne Albaraneinsatz unter kontinuierlicher Wasserspülung und Verwendung verschiedener Optiken (0°, 30°, 70°) vor den Tumor dirigiert (Abb. 4.35).
- Bestrahlungsabstand zum Tumor: 1–2 mm. Die eingestrahlte Leistung sollte 30 Watt nicht überschreiten.
- Die Bestrahlung erfolgt zeilenförmig bis sich der Tumor weißlich verfärbt.
- Anschließend Entfernung des exophytischen Tumoranteils mit einer Biopsiezange, dann Nachbestrahlung des Tumorareals mit 30 Watt.

Die ureteropelviskopische Tumorzerstörung entspricht dem ureteroskopischen Vorgehen bei Uretertumoren (Abb. 4.34a).

Vorteile/Nachteile

Wie bei Uretertumoren (s. Abschn. 4.4.1).

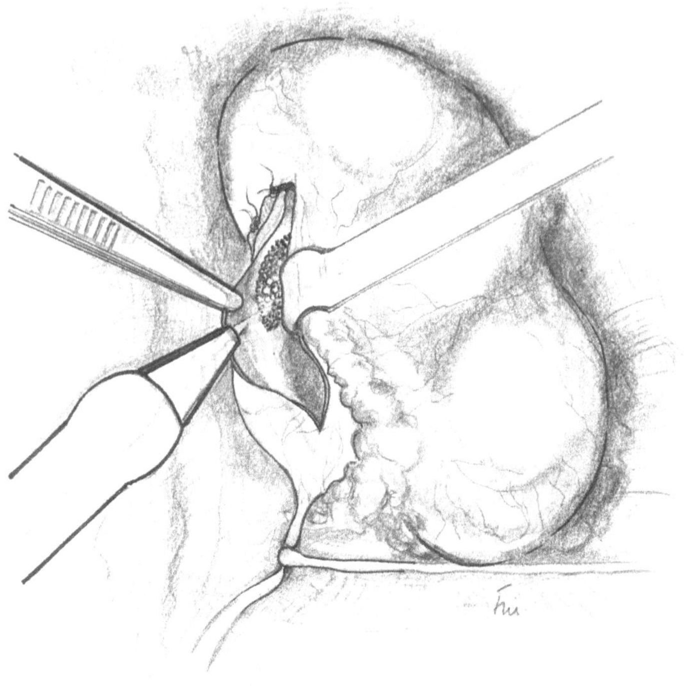

Abb. 4.33. Pyelokalikotomie zur Darstellung der Nierenbeckentumoren und defokusierte Nd-YAG-Laser Bestrahlung (20 Watt)

Kontrolluntersuchungen

Wie bei Uretertumoren (s. Abschn. 4.4.1).

Kontraindikationen

- Hydronephrotische Schrumpfniere sowie
- Kontraindikationen wie bei Uretertumoren (s. Abschn. 4.4.1).

Instrumentarium

- Nephroskop (24–26 Charr und
- Optiken 0°, 30° und 70°.

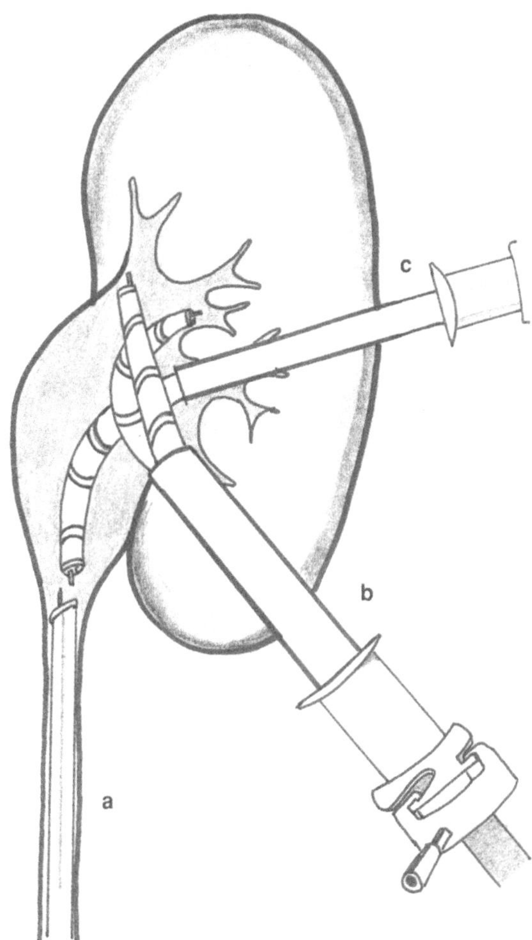

Abb. 4.34. Verschiedene Zugangswege zum Nierenbeckenkelchsystem **a** ureteroskopisch; **b** untere und obere Kelchgruppe nephroskopisch; **c** mittlere Kelchgruppe nephroskopisch

Literatur

Friesen A, Schilling A, Keiditsch E (1987) Untersuchungen zur Laserchirurgie am Harnleiter. Verh Dtsch Ges Urol 38:386-387

Hofstetter A (1988) Laserkoagulationsbehandlung von Urotheltumoren im oberen Harntrakt. In: Schüler J, Hofstetter A (Hrsg). Endourologie. Thieme, Stuttgart New York, S 158-164

Hofstetter A, Frank F (1979) Der Nd:YAG-Laser in der Urologie. Roche, Basel

Hofstetter A, Keiditsch E (1985) Lasers for renal pelvic- and ureteral tumors. Laser I:75-78

Hofstetter A, Böwering G, Keiditsch E, Frank F (1983) Zerstörung von Uretertumoren mit dem Nd-YAG-Laser – ein neues, organerhaltendes Operationsverfahren. Fortschr Med 101:625-627

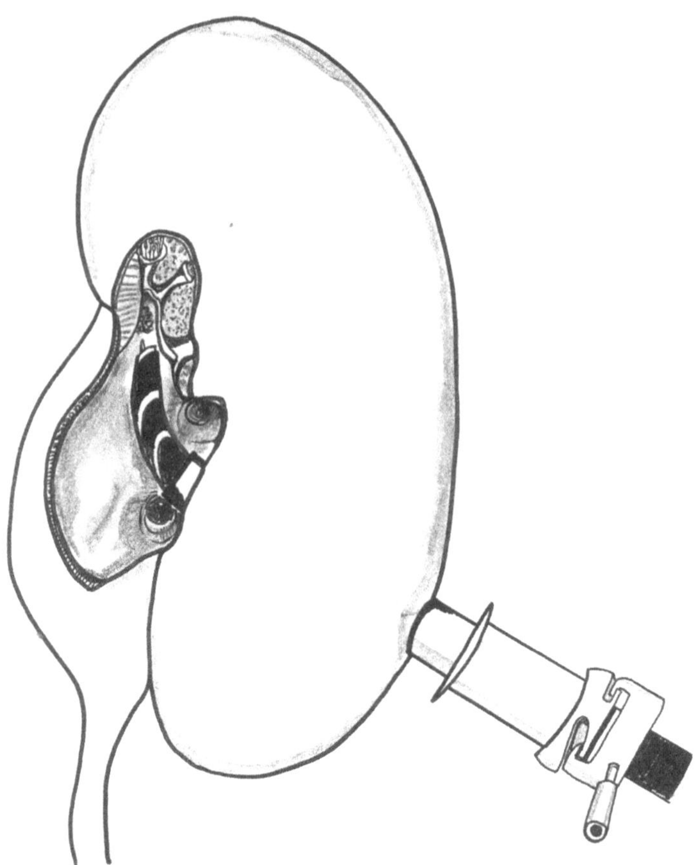

Abb. 4.35. Kalikopelvine Nephrostomie zur Zerstörung eines kleinen Nierenkelchtumors unter Verwendung eines flexiblen Nephroskops (Laserleistung: 20 Watt)

Malloy TR (1985) Laser treatment of ureter and upper collecting system. In: Lasers in urologic surgery. In: Smith JA (ed) Year Book Medical, Chicago, pp 82-93

Pensel J, Schmeller N, Unsöld T, Kriegmair M, Hofstetter A (1986) Percutaneous ureter occlusion with Nd-YAG-Laser. In: Waidelich W, Kiefhaber P (1986) Laser/Optoelektronik in der Medizin. Springer, Berlin Heidelberg New York Tokyo, S 530-531

Rassweiler JF, Eisenberger F (1986) Tumoren der Urogenitalorgane. In: Hofstetter A, Eisenberger G (Hrsg) Urologie für die Praxis. Bergmann, München

Schmeller N, Hofstetter A (1989) Laser treatment of ureteral tumors. J Urol 141:840-843

Smith JA (1983)

Nd:YAG laser photoradiation of canine ureters. Surg Forum 34:696-697

4.6 Die laparoskopische pelvine Lymphadenektomie

W. Lubos, N. Schmeller, A. Hofstetter

In der Behandlung des lokal begrenzt erscheinenden Prostatakarzinoms läßt sich in den letzten Jahren vermehrt eine Tendenz zur stadiengerechten Therapie beobachten (Austenfeld u. Bradley 1990). Besondere Bedeutung kommt hierbei dem pelvinen Lymphknotenstatus zu. Bereits der Nachweis einer regionären, singulären Mikrometastase führt zu einer signifikanten Verschlechterung der Prognose hinsichtlich Tumorprogression und Überlebenswahrscheinlichkeit (Gervasi et al. 1989) und erfordert einen differenzierten therapeutischen Ansatz: Wird beim Fehlen von Lymphknotenmetastasen der radikalen Prostatovesikulektomie der Vorzug gegeben (Walsh et al. 1992), so ist im anderen Fall eine systemische Therapie in Form der Androgendeprivation medikamentöser (z. B. Antiandrogene) oder chirurgischer Art (plastische Orchiektomie) notwendig. Da in der Literatur gesicherte Beweise für eine verbesserte Effektivität einer multimodalen Therapie (radikale Prostatovesikulektomie kombiniert mit Androgendeprivation) im lymphknotenpositiven Stadium gegenüber der alleinigen Androgendeprivation fehlen, ist es sinnvoll, den Lymphknotenstatus unabhängig von einem offenen Eingriff festzulegen. Weil sich bildgebende Verfahren (Sonographie, CT, MRT, Lymphangiographie) bei der Diagnostik pelviner Lymphknoten als zu ungenau erwiesen haben, erfüllt z. Z. lediglich die laparoskopische pelvine Lymphadenektomie seit ihrer Erstbeschreibung durch Schuessler et al. (1991) die Bedingungen notwendiger Exaktheit bei minimaler Invasivität. Wie beim Prostatakarzinom bedeutet auch beim Harnblasenkarzinom ein Befall der pelvinen Lymphknoten den Übergang von einer lokalisierten zu einer systemischen Erkrankung. Da CT, MRT und Ultraschall nicht in der Lage sind ein exaktes pelvines Lymphknotenstaging zu garantieren, ist auch hier die laparoskopische pelvine Lymphadenektomie vor einer radikalen Zystektomie von entscheidender Bedeutung (Skinner et al. 1991; Smith u. Whitmore 1991).

Indikation

- Histologisch gesichertes Prostatakarzinom (nicht bei GI oder/und PSA < 10mg/ml) oder Harnblasenkarzinom, vor einer geplanten Prostatovesikulektomie bzw. Zystektomie zum Ausschluß von Lymphknotenmetastasen.

Präoperative Untersuchungen

- Operabilität und Alter: Eine laparoskopische, pelvine Lymphadenektomie ist nur indiziert, wenn *Alter* und *Konstitution* des Patienten es zulassen würden, bei fehlenden Lymphknotenmetastasen eine radikale Prostatektomie oder gegebenenfalls eine kurative Strahlenbehandlung durchzuführen.
- Klinisches Tumorstadium: Ta - T4 (Walsh et al. 1992), Nx, MO.

4.6.3 Metastasensrceening

Das obligatorische Metastasenscreening umfaßt Sonographie, CT, NMR, evtl. Lymphknotenbiopsie, Thoraxröntgen in 2 Ebenen und Skelettszintigraphie.

Beim Prostatakarzinom sollte grundsätzlich eine präoperative Bestimmung des prostataspezifischen Antigens (PSA) im Serum erfolgen. Der Serum-PSA-Spiegel kann ein Hinweis auf Inzidenz von Lymphknotenmetastasen bieten. Oesterling et al. (1988) konnten etwa bei 75 % von insgesamt 20 Patienten mit einem Serum-PSA-Spiegel über 20 ng/ml einen Lymphknoten- oder Samenblasenbefall nachweisen.

4.6.4 Operatives Vorgehen

Präoperative Vorbereitungen

- Alle Patienten, die für eine laparoskopische Lymphadenektomie vorgesehen sind, müssen gründlich körperlich untersucht werden. Voroperationen am Unterbauch, die auf ausgeprägte Darmadhäsionen schließen lassen, können zum Ausschluß der Operation führen.
- Die Patienten werden grundsätzlich für einen offenen Eingriff aufgeklärt.
- Eine routinemäßige antegrade Darmspülung oder präoperative Gabe eines Breitspektrumantibiotikums wird nicht durchgeführt. Allerdings müssen die Patienten gut abgeführt werden, da das luft- oder kotgefüllte Sigma die Sicht stark behindert. Üblicherweise wird eine präoperative Low-dose-Heparinisierung eingesetzt.

Operationsmethode

- Der Eingriff erfolgt in Intubationsnarkose, da die Patienten vollständig relaxiert sein müssen. Sämtliche Instrumente, die für einen Abdominaleingriff üblich sind, werden zusammen mit den laparoskopischen Instrumenten bereitgehalten. Am Fußende des Patienten wird ein Videowagen mit einem Monitor (z. B. das CCD-Endocam 5370 mit „Endocolor"-System) aufgestellt. Seitlich und gegenüber vom Operateur wird ein Hochleistungslichtprojektor und der CO_2-Insufflator positioniert (Abb. 4.36). Der kameraführende Assistent steht ebenfalls gegenüber dem Operateur. Grundsätzlich erfolgt die Anlage eines Blasenkatheters um die Blase intraoperativ entleert zu halten. Zunächst wird der Patient in Trendelenburg-Lage gebracht und die Verres-Nadel mit offenem Ventil bei maximaler Anhebung der Bauchdecke in der Nabelgrube eingestochen. Durch einen Aspirationstest nach Instillation von 20 ml NaC1 wird die richtige Lage der Nadel kontrolliert. Als nächstes wird über den CO_2-Pneu durch die Verres-Nadel ein Pneumoperitoneum mit einem maximalen Insufflationsdruck von 14 mm Hg angelegt. Der Gasfluß wird während der Füllphase mit 1 l/min begrenzt. Mit einer 0,8 mm-Kanüle wird nun das Pneumoperitoneum sondiert und an der Stelle, an der der Trokar eingestochen werden kann, Gas aspiriert. Nach der blinden, transumbilikalen Insertion des ersten 11 mm-Optik-Trokars über einen Z-Stich nach Semm (Abb. 4.37) wird die Laparoskopkameraoptik

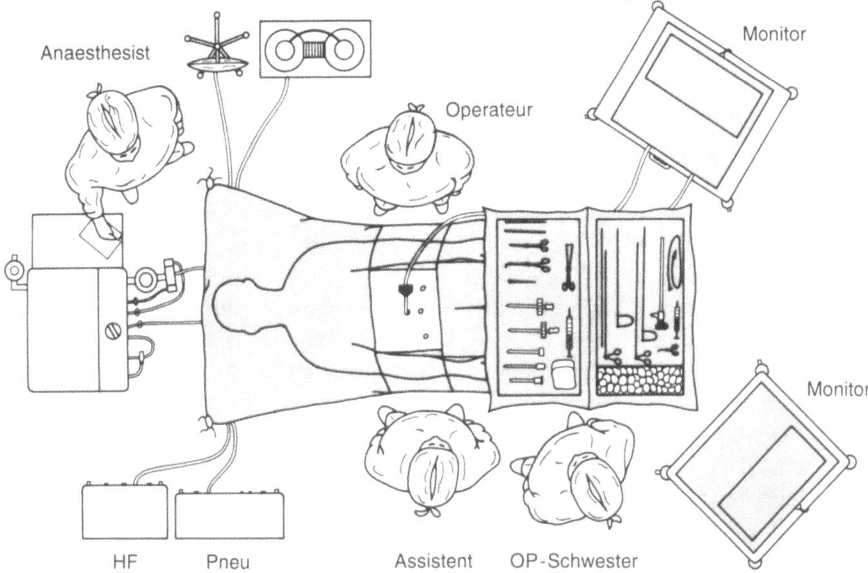

Abb. 4.36. Schematische Übersicht der Positionierung des Chirurgenteams, der Ausrüstung sowie der Punktionsstellen bei der laparoskopischen, pelvinen Lymphadenektomie

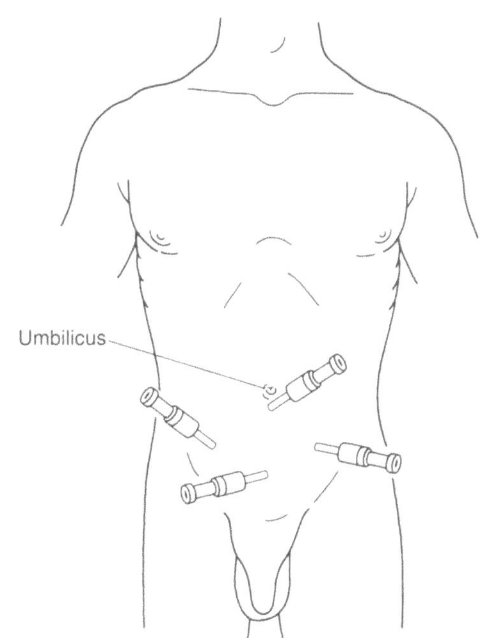

Abb. 4.37. Punktionsstellen bei der laparoskopischen Lymphadenektomie

eingeführt und der CO_2-Insufflator angeschlossen. Ein wichtiger Sicherheitsfaktor ist das Anlegen des ausgestreckten Zeigefingers an die Hülse während des Einstechens (Fingerbremse). Hierdurch wird vermieden, daß der Trokar zu tief eindringt, wenn der Widerstand der Bauchdecke plötzlich überwunden wird. Bei schlanken Patienten liegt die Bifurkation der Aorta oft nur 10 cm hinter dem Nabel. Danach werden unter direkter Sicht 2 Querfinger medial der linken, bzw. rechten Spina iliaca anterior superior jeweils ein 5 mm-Trokar und in der Mittellinie zwischen Nabel und Symphyse oder pararektal in Nabelhöhe ein 5 mm- oder auch 10 mm-Trokar eingebracht. Der zweite 10 mm-Trokar ist für den Einsatz der Clipzange erforderlich. Besser noch ist die Verwendung eines 11 mm-Trokars, da hier auch die CO_2-Zuleitung angeschlossen wird und das Gas durch den Spalt zwischen dem 10 mm-Instrument und dem 11 mm-Schaft viel schneller nachströmt. Wenn man das nach Dekompression kalte Gas durch die Optikhülse einströmen läßt, kommt es schnell zum Beschlagen der Optik mit störender Sichtbehinderung. Bei fortschreitender Erfahrung zeigte sich, daß die Optik und das median durch den 10 mm- oder 11 mm-Schaft eingeführte Instrument sich oft behindern, so daß dieser Schaft nun immer in der Mitte zwischen der 5 mm-Arbeitshülse und dem Nabel, also pararektal und etwas kaudal des Nabels eingebracht wird. Das Gebiet der A. epigastrica, also vom McBurney-Punkt nach medial bis zum Rektus oberhalb der Symphyse ist wegen der Gefahr von Blutungen strikt zu meiden. Der Patient wird anschließend in Trendelenburg mit lateraler Rotation gelagert, damit die zu inspizierende Seite möglichst frei von Darmschlingen ist. Eventuell müssen Adhäsionen des Sigma gelöst werden, um das Areal der Lymphknotendissektion einzustellen, das distal der Bifurkation der A. iliaca communis, lateral des Ligamentum umbilicale mediale (der meist obliterierten A. umbilicalis), medial der A. iliaca externa, bzw. des N. genitofemoralis und kranial des Os rami pubis liegt (Abb. 4.38). Die Eröffnung der Membrana posterior peritoneale beginnt entlang der A. iliaca externa über dem Ramus pubis superior lateral des Ligamentum umbilicale in Richtung der A. hypogastrica bis zur Bifurkation der A. iliaca communis. Der Ductus deferens wird bei Sichteinschränkungen des Situs mit doppelten Clips versorgt und dann mit dem Laserfibertom durchtrennt. Bei einer kompletten Lymphadenektomie wird der N. obturatorius von der Einmündung in den Obturatoriuskanal bis zur Unterkreuzung der V. iliaca freigelegt. Danach werden die oben beschriebenen Lymphknotenketten in analoger Weise freipräpariert und kaudal in Höhe des Ramus pubis superior nach der Koagulation mit dem Laserfibertom abgesetzt (Abb. 4.39). Das Gewebe wird nach Möglichkeit en bloc mit einer 10 mm-Extraktionszange über den 11 mm-Arbeitskanal entfernt. Vergrößerte Lymphknoten, die den Arbeitskanal nicht passieren können, werden zur weiteren Schnellschnittabklärung nach Zerkleinerung in einem speziellen Organbeutel oder durch einen 15 mm-Trokar entfernt oder es wird eine Tru-cut-Biopsie oder partielle Resektion des suspekten Lymphknotens durchgeführt, wenn dieser fixiert ist. Zeigt

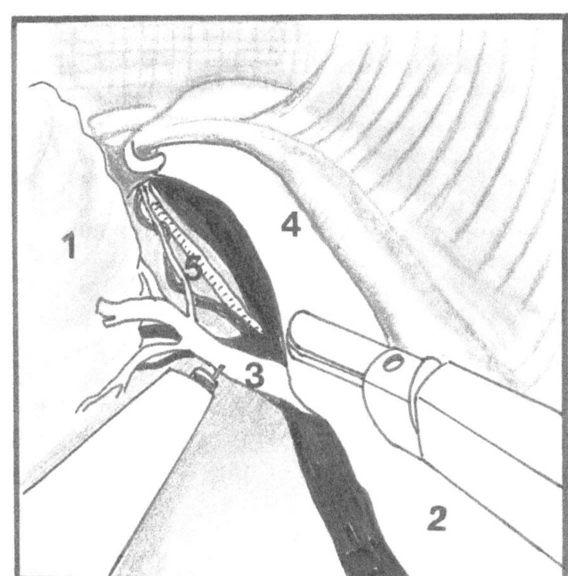

Abb. 4.38. Schema der Lymphadenektomieregion. *1* Blase, *2* A. iliaca communis, *3* A. iliaca interna, *4* A. iliaca externa, *5* Fossa obturatoria mit A. und V. obturatoria sowie N. obturatorius

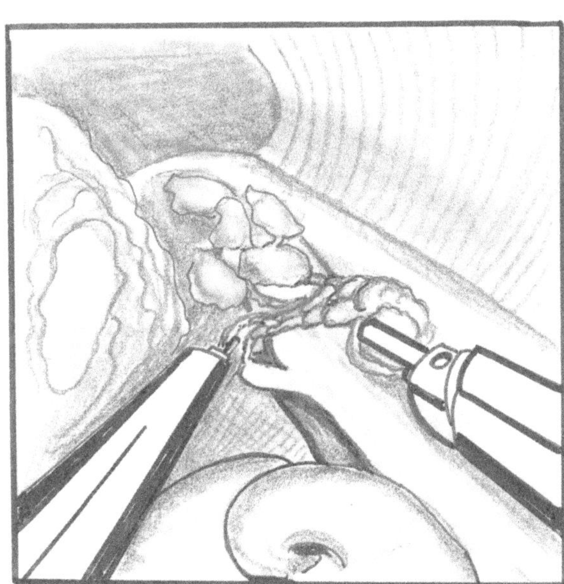

Abb. 4.39. Situation während einer laparoskopischen Lymphadenektomie. Die Dissektion und Koagulation der sich anspannenden Lymphstränge mit dem Nd-YAG-Laser verhindert die komplizierende Lymphorrhoe

sich bereits in den Schnellschnitt- untersuchungen eine lymphogene Metastasierung, wird auf die Dissektion der kontralateralen Lymphknotengruppe verzichtet. Nach sorgfältiger Blutstillung und Ausspülen der Wunde und des Douglas-Raums wird das Pneumoperitoneum abgelassen und die Trokare unter Sicht entfernt. Eine Einlage von Drainagen ist im Regelfall nicht nötig.

Vorteile gegenüber konventionellen Verfahren

- Geringere Komplikationsrate gegenüber konventionellen, offenen Lymphadenektomie: Bei 69 laparoskopisch operierten Patienten ereigneten sich in 19 % der Fälle durchweg leichtere, in keinem Fall schwere Komplikationen, während die Komplikationsrate in einer offen behandelten Vergleichsgruppe (N = 59) mit 37 % fast doppelt so hoch lag und in 2 Fällen schwerere Begleiterscheinungen (Sepsis und Pneumonie) nach sich zog. Als häufigste Komplikation ereignen sich nach pelvinen Lymphadenektomien Lymphabflußstörungen in Form von Lymphozelen. Die Bildung von Lymphozelen konnte durch die Einführung der laparoskopischen Lymphadenektmoie mit dem Laserfibertom zwar nicht verhindert werden, dennoch lag die Rate um 5 % niedriger als im Vergleichskollektiv (8,7 % in der laparoskopisch und 13,6 % in der offenen behandelten Gruppe). Darüber hinaus steht mit der laparoskopischen Fensterung eine adäquate, ebenfalls minimal-invasive Behandlungsmethode dieser typischen Komplikation zur Verfügung (McCollough et al. 1991).
- Geringere Blutungsgefahr: Bei 69 Patienten lag die durchschnittlichen Blutungsrate bei 270 ml. Von besonderem Vorteil erwies sich hierbei die Anwendung des Laserfibertoms, was eine um etwa 90 ml geringeren Blutverlust nach sich zog, als der alleinige Einsatz der konventionellen, monopolaren Hochfrequenzkoagulation. Dies läßt sich durch die kürzere Koagulationszeit des Laserfibertoms und den schnelleren Verschluß von Blutgefäßen und damit klareren Sichtverhältnissen für den Operateur erklären. Auch das Auftreten von Lymphozelen erscheint bei Verwendung des Laserfibertoms eingeschränkt.
- Geringere kardiovaskuläre Belastung durch die Reduktion traumatischer Einwirkungen. Der Wundschmerz ist verringert und im Regelfall kann der Patient am ersten postoperativen Tag das Krankenbett verlassen. Neben diesen Aspekten wird die laparoskopische Lymphadenektomie aufgrund ihrer minimalen kosmetischen Beeinträchtigung zu einer wesentlich stärkeren Akzeptanz durch den Patienten führen.
- Da in der Regel die definitive Therapie, nämlich die radikale Prostatektomie bzw. Zystektomie oder androgen-ablative Behandlung erst in zweiter Sitzung durchgeführt werden wird, bleibt dem Patienten Zeit, sich in Abhängigkeit vom endgültigen Lymphknotenstatus für eine therapeutische Option zu entscheiden. Ferner führt die Zweizeitigkeit der Methode nicht zu Fehl- oder

Überbehandlungen durch eine hohe Quote falsch-negativer Schnellschnitte (Steinberg et al. 1990).

Nachteile gegenüber konventionellen Verfahren

- Verhältnismäßig lange Operationszeit, im beobachteten Kollektiv durchschnittlich 166 min, jedoch abhängig von Lernkurve: Die ersten 10 Operationen dauerten noch durchschnittlich 207 min, die letzten 10 Eingriffe nur noch 140 min. Die Anforderungen an den Operateur steigen, da er nicht nur den laparoskopischen, sondern immer auch den adäquaten Eingriff beherrschen muß.
- Eine umfangreiche Ausrüstung ist notwendig, da jederzeit der Übergang in die offene Laparotomie gewährleistet sein muß. Kostensparend erweist sich hierbei jedoch der geringere Bedarf an Personal, da generell nur ein Assistent – statt 2 oder 3 bei der offenen Lymphadenektomie – notwendig ist.
- Bisher noch nicht abzuschätzen ist das Risiko der Tumorzellverschleppung durch einen laparoskopischen Eingriff in die Bauchhöhle bei Tru-cut-Biopsien oder partiellen Lymphknotenresektionen. Auch wenn dieses Phänomen noch nicht in der Literatur beschrieben ist, scheint es aus tumorbiologischer Sicht durchaus denkbar zu sein. Eine mögliche Prävention dieser Gefahr kann durch die Verwendung eines speziellen Organbeutels zur Gewebsentnahme, wie ihn z. B. Kavoussi u. Clayman (1992) beschrieben haben erreicht werden. Allerdings gestaltete sich die Handhabung dieses Beutels beim hier beschriebenen Patientenkollektiv als sehr umständlich. Darüber hinaus muß gefragt werden, ob eine Tumorzellverschleppung überhaupt klinisch relevant ist, da ja bei eingetretener lymphogener Metastasierung ohnehin bereits eine systemische, nicht mehr lokal zu behandelnde Erkrankung vorliegt.

Kontrolluntersuchungen

Kontrolluntersuchungen entfallen bei einem Zweiteingriff (radikale Prostatektomie); beim Auftreten von Unterbauchbeschwerden (Lymphozelenbildung!) sollte eine Sonographie ein IUG oder CUG durchgeführt werden.

Kontraindikationen

Nachgewiesene Metastasen.

Instrumentarium

Beim Einsatz der laparoskopischen pelvinen Lymphadenektomie wird generell das gleiche Instrumentarium verwendet, wie bei allgemeinen chirurgischen Laparoskopien. Zusätzlich wird das Laserfibertom „mediLas 4060N fibertom" im sog. Fibertommodus eingesetzt. Ein Regelmechanismus steuert hierbei automatisch die vom aktuellen Gewebeeffekt abhängige Leistung. Zu Beginn eines

Lasereinsatzes wird die maximal zulässige Leuchtstrahlung vorgewählt (Stufe 1–3 im Fibertommodus), ein Algorithmus stellt dann die Laserleistung auf die vorgegebene Gewebetemperatur ein.

Literatur

Austenfeld MS, Bradley ED (1990) New concepts in the treatment of Stage D1 Adenocrcinoma of the Prastate. Urol Clin North Am 17:867

Castellino RA, Ray G, Blank N, Govan D, Bagshaw M (1973) Lymphangiograpy in prostatic carcinoma: prelimiary observations. JAMA 223:877

Gervasi LA, Mata J, Easley JD, Wilbanks JH, Seale-Hawkins C, Carlton CE jr, Scardino PT (1989) Prognostic significance of lymph nodal metastasis in prostate cancer. J Urol 142:332

Kavoussi LR, Claymann RV (1992) Organ entrapment system for removing nodal tissue during laparoscopic pelvic lymphadenectomy. J Urol 147:879

Lee JK, Stanley RJ, Sagel SS, McClennan BL (1978) Accuracy of CT in detecting intraabdominal and pelvic lymph node metastases from pelvic cancers. J Roentgen 131:675

McCollough CS, Soper NJ, Clayman RV (1991) Laparoscopic drainage of a post transplant lymphocele. Transplantation 51:725

Oesterling JE, Chan DW, Epstein JI et al. (1988) Prostate specific antigen in the preoperative and postoperative evaluation of localized prostate cancer treated with radical prostatectomy. J Urol 139:766

Pagano F et al. (1991) Results of contemporary radical cystectomy for invasive bladder cancer: a clinicophatological study with an emphasis on the inadequacy of the tumor, nodes and metastasis classification. J Urol 146:45

Parra PO, Andrus C, Boullier J (1992) Staging laparoscopic pelvic lymph node dissection: comparison of results with open pelvic lymphadenectomy. J Urol 147:857

Rifkin MD, Zerhouni EA, Gatsonis CA, Quint LE, Paushter DM et al. (1990) Comparison of magnetic resonance imaging and ultrasonography in staging early prostate cancer. N Engl J Med 323:621

Roehrborn CAJ, Sagalowsky PC et al. (1991) Long-therm patient survival for regional metastatic transitional cell carcinoma of the bladder. J Urol 146:36

Schmeller N, Lubos W, Theodorakis J, Fabricius P-G (1993) Laparoskopische pelvine Lymphadenektomie. MMW 135:193

Schuessler WW, Vancaille TG, Reich H, Griffith DP (1991) Transperitoneal endosurgical lymphhadenectomy in patients with localized prostate cancer. J Urol 145:988

Skinner DG et al. (1991) The role of adjuvant chemotherapy following cystectomy for invasive bladder cancer: a prospective comparative trial. J Urol 145:459

Smith JA, Whitmore WF (1981) Regional lymph node metastasis from bladder cancer. J Urol 126:591

Splinter TAW et al. (1992) The prognostic value of the pathological response to combination chemotherapy before cystectomy in patients with invasive bladder cancer. J Urol 147:606

Steinberg GD, Epstein JI, Pintadose S, Walsh PC (1990) Management of stage D1 adenocarcinoma of the prostate: The Johns Hopkins experience 1974 to 1987. J Urol 144:1425

Walsh PC, Retik AB, Stamey TA, Vaughan ED (1992) Campbell's Urology. Staunders, Philadelphia pp 1209-1214
Winfield HN, Donovan JF, See WA, Loening SA, Williams RD (1992) Laparoskopic pelvic lymph node dissection for genitourinary malignancies: Indications, techniques and results. J Endourol 6:103

4.7 Mikrochirurgische Verfahren: Samenleiter

A. Friesen

Die Vasektomie als Methode der Antikonzeption gewinnt zunehmend an Beliebtheit. Entsprechend nimmt aber auch die Zahl der Patienten mit dem Wunsch einer Reanastomosierung zu. Üblicherweise wird die Vasovasosotomie als zweischichtige Anastomosentechnik unter dem Operationsmikroskop durchgeführt.

4.7.1 Laserassistierte Vasovasostomie (LAVVS)

Basierend auf den Erkenntnissen, die bei laserassistierten Gefäßanastomosen gewonnen wurden (Jarrow et al. 1986), begann man zu Anfang der achtziger Jahre über erste Erfahrungen der experimentellen laserassistierten Vasovasostomie zu berichten (Lynne et al. 1983). 1986 wurde diese Operationsmethode erstmals an Patienten durchgeführt (Rosenberg 1987; Rosenberg et al. 1985, 1988).

Das Ziel der laserassistierten Vasovasostomie ist die schwierige Technik der mikrochirurgischen Vasovasostomie durch eine einfache Methode zu erleichtern.

Zur Anwendung kam der CO_2-Laser (Alefeld et al. 1991; Seidmann et al. 1990). Trotz geringer Tiefenwirkung – erfaßt werden die Serosa und angrenzende Muskulaturanteile – wurden Ergebnisse erzielt, die den Erfolgsraten nach konventioneller Therapie gleich waren. Um die Gefahr intramuraler Spermagranulombildungen zu vermeiden, wurden Laser anderer Wellenlänge versucht. Die Verwendung des Nd-YAG-Lasers mit tieferer Gewebepenetration erbrachte bisher jedoch uneinheitliche und keine besseren Ergebnisse.

Die klinische Anwendung an bisher geringen Patientenzahlen bestätigt eine Permeabilitätsrate, die der konventionell Operierter gleich ist (Shanberg et al. 1990).

Indikation

- Azoospermie nach Vasektomie.

Operatives Vorgehen

- Nach skrotaler oder inguinaler Freilegung der Skrotalinhalte wird mit der Lupenbrille der Ductus deferens unter Erhaltung der Durchblutung dargestellt und die Vasektomienarbe aufgesucht.
- Der Ductus deferens wird beidseitig scharf durchschnitten und das Aspirat vom distalen Anteil mikroskopisch beurteilt. Nach proximal erfolgt die übliche Permeabilitätskontrolle.
- Durch 2 oder mehr allschichtige Nähte der Stärke 9–10/0 werden beide Samenleiterstümpfe (Abb. 4.40) approximiert. Voraussetzung für die Laserkoagulation ist absolute Trockenheit im Anastomosenbereich. Die seromuskuläre Anastomose wird unter Verwendung eines CO_2-Lasers durchgeführt. Dabei wird die Region zwischen den Nahtreihen photokoaguliert. Die
- Laserleistung: 90–120 mW, bei einem optischen Lichtpunktdurchmesser von 0,1 mm und einer Pulsdauer von 0,1 s.

Vorteile gegenüber der konventionellen Methodik

- Vereinfachung einer sonst technisch schwierigen langwierigen Operation;
- Verkürzung der Operationszeit;
- durch die Einsparung weiterer Adaptionsnähte wird die Operation atraumatischer.

Nachteile gegenüber der konventionellen Methodik

- Hoher Kostenaufwand für die Ausrüstung.

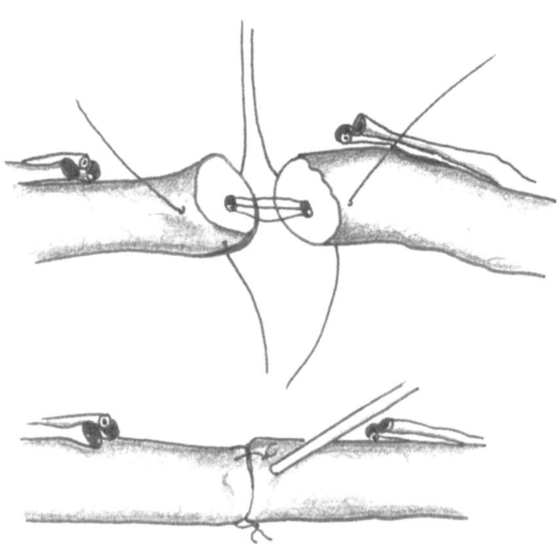

Abb. 4.40. Laserassistierte Vasovasotomie. M 3 10/0 EKN werden die Samenleiter für die folgende Photokoagulation approximiert

Eine Überlegenheit der laserassistierten Vasovasostomie gegenüber der mikrochirurgischen Technik kann aufgrund niedriger Patientenzahlen nicht beurteilt werden und ist noch Gegenstand der Forschung.

Literatur

Alefelder J et al. (1991) Stented laser-welded vasovasostomy in the rat: Comparison of Nd:YAG and CO_2 lasers. J Reconstr Microsurg 7: 317–320

Jarrow J, Cooley B, Marshall FF (1986) Laser-assisted vasal anastomosis in the rat and man. J Urol 36: 1132–1135

Lynne CM et al. (1983) Laser-assisted vas anastomosis. A preliminary report. Lasers Surg Med 3: 260–263

Rosenberg SK (1987) Clinical use of carbon dioxide (CO_2) laser in microsurgical vasovasostomy. Urol 29: 372–374

Rosenberg SK et al. (1985) Carbon dioxide (CO_2) laser in microsurgical vasovasostomy. Urology 25: 53–56

Rosenberg SK et al. (1988) Further clinical experience with (CO_2) laser in microsurgical vasovasostomy. Urology 32: 225–227

Seidmann EL et al. (1990) Vasovasostomy in dogs using the carbon dioxide milliwatt laser: Part II. Lasers Surg Med 10: 433–437

Shanberg A et al. (1990) Laser assisted vasectomy reversal: Experience in 32 patients. J Urol 143: 528–530

4.8 Prostata

R. Muschter, A. Hofstetter

Schon Ende der 70er Jahre wurden erste experimentelle und klinische Erfahrungen mit dem Nd:YAG-Laser bei Erkrankungen der Prostata publiziert (Böwering u. Hofstetter 1979, Camey u. Le Duc 1980). In der Folge konzentrierten sich mehrere Arbeitsgruppen auf die Therapie des Prostatakarzinoms (Beisland 1990, McNicholas et al. 1988, Sander u. Beisland 1984, Vahlensieck et al. 1990). Eine breite klinische Anwendung setzte jedoch erst ein Jahrzehnt später mit der parallelen Entwicklung verschiedener Verfahren ein (Costello et al. 1992a u. b, Hofstetter 1991, Johnson et al. 1991, Muschter et al 1992a, Roth u. Aretz 1991). Der Laser wird heute in der Therapie benigner und maligner Tumore der Prostata, die zu einer infravesikalen Obstruktion führen, eingesetzt.

4.8.1 Benigne Prostatahyperplasie

Ziel der Lasertherapie der benignen Prostatahyperplasie (BPH) ist die Beseitigung der infravesikalen Obstruktion, bei den meisten Verfahren durch die direkte oder sekundäre Abtragung von Gewebe. Die Techniken lassen sich unterscheiden in transurethrale Kontakt- und Non-Kontaktverfahren sowie interstitielle Koagulation der Prostata.

Indikation

Der Indikationsbereich der einzelnen Techniken ist im wesentlichen identisch und betrifft Patienten im Stadium II, III und IV nach Vahlensieck mit deutlicher obstruktiver Symptomatik.

Präoperative Untersuchungen

Die präoperativen Untersuchungen umfassen neben der Erhebung der Anamnese und den allgemeinen klinischen und urologischen, auch spezielle neurologische Untersuchungen. Eine floride Harnwegsinfektion muß ausgeschlossen bzw. behandelt werden.

Spezifische Untersuchungen: Erhebung des Symptomenscores (IPSS, internationaler Prostatasymptomenscore) und des Lebensqualitätsindex, die Uroflowmetrie, die sonographische Restharnbestimmung und die transrektale Ultraschalluntersuchung sowie optional eine urodynamische Untersuchung.

Da bei einer Laserbehandlung der benignen Prostatahyperplasie kein Material zur histologischen Untersuchung anfällt, muß das Vorliegen eines Prostatakarzinoms ausgeschlossen werden (DRE, PSA, TRUS).

Operatives Vorgehen

Transurethrale Inzision der Prostata (TUIP)

Dieses Verfahren eignet sich besonders für kleine Adenome, isolierte, relativ kleine Mittellappen bzw. eine Adenomkonfiguration mit hoher Querbarre (Shanberg et al. 1985).

- Die transurethrale Inzision der Prostata kann mit dem Nd:YAG-Laser, aber auch mit dem Holmium:YAG- oder KTP-Laser durchgeführt werden. Die Inzision erfolgt im Kontaktverfahren mit einer einfachen Faser, kann aber auch mit Applikationssystemen, die für Nonkontaktverfahren konzipiert sind, durchgeführt werden, indem diese in direkten Kontakt zum Gewebe gebracht werden.
- Der Lichtleiter wird über ein Urethrozystoskop in die Blase vorgeschoben, am Blasenhals in Kontakt zur Prostata gebracht und unter Dauerbestrahlung langsam bis zum Colliculus seminalis zurückgezogen. Durch Wiederholung des Manövers in derselben Position wird der Schnitt vertieft, bis das Niveau des Trigonums erreicht ist. Die Inzision erfolgt entweder bei 6 Uhr oder bei 5 und 7 Uhr.
- Die Laserleistung beträgt 20–60 W, mit Fibertom® 40 W bei Stufe 2.

Transurethrale Kontaktlaserablation der Prostata

- Eine unmittelbare Vaporisation des periurethralen BPH-Gewebes kann mit dem Nd:YAG-Laser bei Verwendung von speziellen, 6–10 mm durchmessenden Kontaktspitzen erreicht werden. Die Abtragungsgeschwindigkeit ist allerdings gering. Eine Tiefenkoagulation bleibt aus (Daughtry 1992, Daughtry u. Rodan 1993).

- Der Einsatz erfolgt über ein Urethrozystoskop. Die Kontaktspitze wird apikal in Kontakt zum Gewebe gebracht und unter leichtem Druck zum Blasenhals vorgeschoben. Durch Wiederholung des Manövers in derselben und verschiedenen weiteren Positionen wird jeweils ein Gewebeabtrag von bis zu 1 mm Tiefe erreicht.
- Die Laserleistung beträgt 35–60 W. Die Eindringtiefe der Vaporisation beträgt bis 1 mm, bei der Koagulation 1 bis 2 mm.

Transurethrale Laserkoagulation der Prostata (Side-fire-Technik) (Abb.4.4 a,b)

Für die transurethrale Laserkoagulation, nicht gänzlich korrekt auch als transurethrale Laserablation der Prostata oder Laserprostatektomie bezeichnet, stehen verschiedene Techniken und Applikationssysteme zur Verfügung. Allen gemeinsam ist die kontaktlose Nd:YAG-Laserbestrahlung des periurethralen Prostatagewebes, die aufgrund der nahezu rechtwinkligen Strahlumlenkung senkrecht zur Oberfläche erfolgt. Hierzu werden ungeschützte oder durch einen Ballon geschützte Prismen, durch Glas- oder Metallkappen geschützte prismenförmig angeschliffene Faserspitzen und metallische Spiegel verwendet.

Transurethrale ultraschallgesteuerte laserinduzierte Prostatektomie (TULIP). Beim TULIP-System ist das abstrahlende Prisma in ein komplexes System integriert, das zur Steuerung 2 Ultraschalltransducer benutzt, die synchron den Sektor der Prostata darstellen, der sich bei Aktivierung des Lasers im Strahlungsfeld befindet. Eine endoskopische Sichtkontrolle entfällt. Der umgebende Ballon dient außer dem Schutz des Systems als Wasservorlaufstrecke und er-

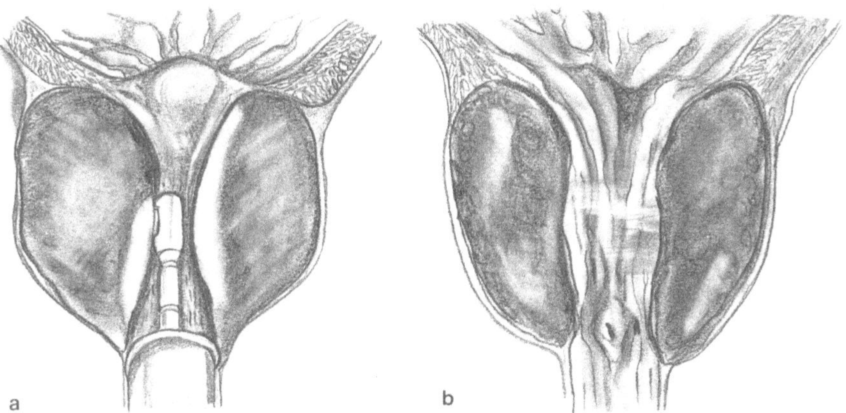

Abb. 4.41. **a** Side-fire-Technik. **b** Zustand nach endourethraler Prostataadenombestrahlung

laubt durch seine Füllung mit Überdruck neben einer leichten Kompression des anliegenden Gewebes auch einen konstanten und definierten Abstand des Applikators zur bestrahlten Oberfläche (Assimos et al. 1991, McCullough 1991, Roth u. Aretz 1991, Schulze et al. 1993).

Das Applikationssystem kann über einen pistolenartigen Handgriff innerhalb des Ballons vor- und zurückbewegt sowie rotiert werden, so daß eine definierte Bestrahlung der gesamten prostatischen Harnröhre möglich ist.

- Die Bestrahlung beginnt jeweils nach einem orientierenden Probedurchzug am Blasenhals und wird nach apikal bis zu einer Adenomdicke von ca. 1 cm fortgesetzt.
- Nach einer Pause der eineinhalbfachen Zeit der jeweiligen Bestrahlung erfolgt die Bestrahlung in der nächsten Position. Empfohlen wird ein alternierendes Vorgehen links und rechts, wobei nach Beginn bei 3 Uhr Steinschnittlage die Applikation bei 9, 4, 8, 5, 7 und 6 Uhr erfolgt.
- Die Laserleistung beträgt 35–40 W, die Zuggeschwindigkeit 0,1–1 mm/s, die Eindringtiefe 6–15 mm.

Visuelle/transurethrale Laserablation der Prostata (VLAP, TULAP). Sichtkontrolliert mit Hilfe von herkömmlichen Urethrozystoskopen oder speziell konstruierten Laserzystoskopen erfolgt die Bestrahlung der Prostata bei der visuellen oder endoskopischen Laserablation der Prostata.

Da Systeme, die zur Strahlumlenkung einen metallischen Spiegel verwenden, bei Gewebekontakt zerstört werden können, müssen sie vorzugsweise in einer ruhenden Position eingesetzt werden.

- Die Bestrahlung erfolgt in verschiedenen Positionen von 2 bis 5 und 7 bis 11 Uhr am Blasenhals beginnend und nach apikal fortgesetzt, jeweils auf die Hauptmasse des Adenoms gerichtet, wobei in der Regel eine Überlappung entsteht.
- Bei Vorhandensein eines Mittellappens wird dieser in mehr dorsaler Richtung bei 5 bis 7 Uhr ebenfalls bestrahlt (Costello et al. 1992a u. b, Cowles 1992, Johnson et al. 1991, 1992, Kabalin 1993).

Systeme, bei denen die Strahlumlenkung mit Hilfe der schräg abgeschliffenen Faserspitze erreicht wird, vertragen üblicherweise kurzfristige Berührungen ohne Zerstörung, so daß sie während der Bestrahlung bewegt werden können.

- Der Applikator wird während der Bestrahlung vom Blasenhals nach apikal gezogen, dies wird in der nächsten Position wiederholt.
- Alternativ ist eine langsame Pendelbewegung vom Blasenhals nach apikal möglich, wobei ein gesamter Sektor abgestrahlt wird. Auch eine Rotation oder schraubenförmige Bewegungen sind möglich. Immer sollte am Blasenhals begonnen und die Bestrahlung apikal beendet werden (Stein 1992).
- Auf einen ausreichenden Sicherheitsabstand zum Sphinkter von ca. 1 cm muß unbedingt geachtet werden. Zur Kühlung und Verbesserung der Sicht erfolgt die Behandlung unter Dauerspülung. Eine Karbonisation der Ober-

fläche, die bei hoher Leistung oder nach langer Bestrahlung auftritt, führt zwar zu einer Vaporisation der Oberfläche, jedoch nicht zu einer Erhöhung der Eindringtiefe bzw. Vergrößerung der Läsion. Die Verdampfung des Gewebes im Nonkontaktverfahren ist ebenso möglich, wie im Kontakt, jedoch zeitlich ineffektiv.

- Laserleistung: 30–60 W,
- Bestrahlungszeit: stationär: 60 bis 90 s, „Painting": Dauerbestrahlung, Zuggeschwindigkeit: 0,1–1 mm/s,
- Eindringtiefe: 6–12 mm.

Interstitielle Laserkoagulation der Prostata (ILK)

Bei der interstitiellen Laserbestrahlung wird das Applikationssystem in das Gewebe eingeführt, so daß die Applikation der Strahlung nicht von der Oberfläche, sondern von innen erfolgt. Durch die zirkuläre Abstrahlcharakteristik lassen sich große Volumina koagulieren, die Effektivität wird zusätzlich durch Wärmeleitungsvorgänge erhöht. Mit wiederholten Applikationen lassen sich nahezu beliebig große Volumina koagulieren.

Im Gegensatz zur transurethralen Koagulation bleibt die Urethra gewöhnlich intakt, das nekrotische Gewebe erhält in der Regel keinen Anschluß an das Lumen der Urethra und wird somit nicht abgestoßen. Die Verkleinerung des Adenomvolumens erfolgt durch einen atrophischen und narbigen Umbau (Hofstetter 1991, 1992a, 1992b, Muschter u. Hofstetter 1992, Muschter et al. 1992a, 1992b, 1993;).

- Verwendet werden mit Nd:YAG- oder Diodenlasern sog. „ITT-Lichtleiter" (Frank u. Hessel 1990, Hessel u. Frank 1990) mit je nach Konstruktionsprinzip unterschiedlicher Abstrahlcharakteristik mit diffuser homogener oder inhomogener Streuung oder in Form eines Kegelmantels (Abb. 4.44). Die Längsausdehnung der Koagulationsnekrose stimmt in der Regel mit der Länge der Applikatorspitze in Lage und Ausdehnung überein. Der Radius hängt vom Lichtleiter und den einsetzbaren Laserparametern ab.
- Laserleistung: abgestuft von 20/15/10 auf 7 W bzw. 10/7 auf 5 W,
- Bestrahlungszeit: 3–5 min, je Leistungsstufe 30 s, niedrigste Stufe 90–240s,
- Koagulationsvolumen: 4–8 ml pro Applikation,
- Cave: während der ILK rektale Temperaturkontrolle erforderlich (Abb. 4.43c) (Doppelballon-Katheter mit Thermofühlern nach Hofstetter).

Transurethraler Zugang. Beim transurethralen Zugang (Abb. 4.42 a–e) werden die Lichtleiter über ein herkömmliches Urethrozystokop, vorzugsweise jedoch über ein Kompaktzystoskop mit kleinem Arbeitskanal für eine gute Führung des Lichtleiters sichtkontrolliert in das prostatische Gewebe eingestochen. Die Kappe des Lichtleiters wird dabei vollständig versenkt. Der Übergang zwischen Glasfaser und Kappe bezeichnet gleichzeitig die Grenzzone der Streuvorgänge im Gewebe, so daß eine Koagulation in retrograder Richtung ausgeschlossen ist. Nach Beendigung der Bestrahlung wird der Lichtleiter herausgezogen und

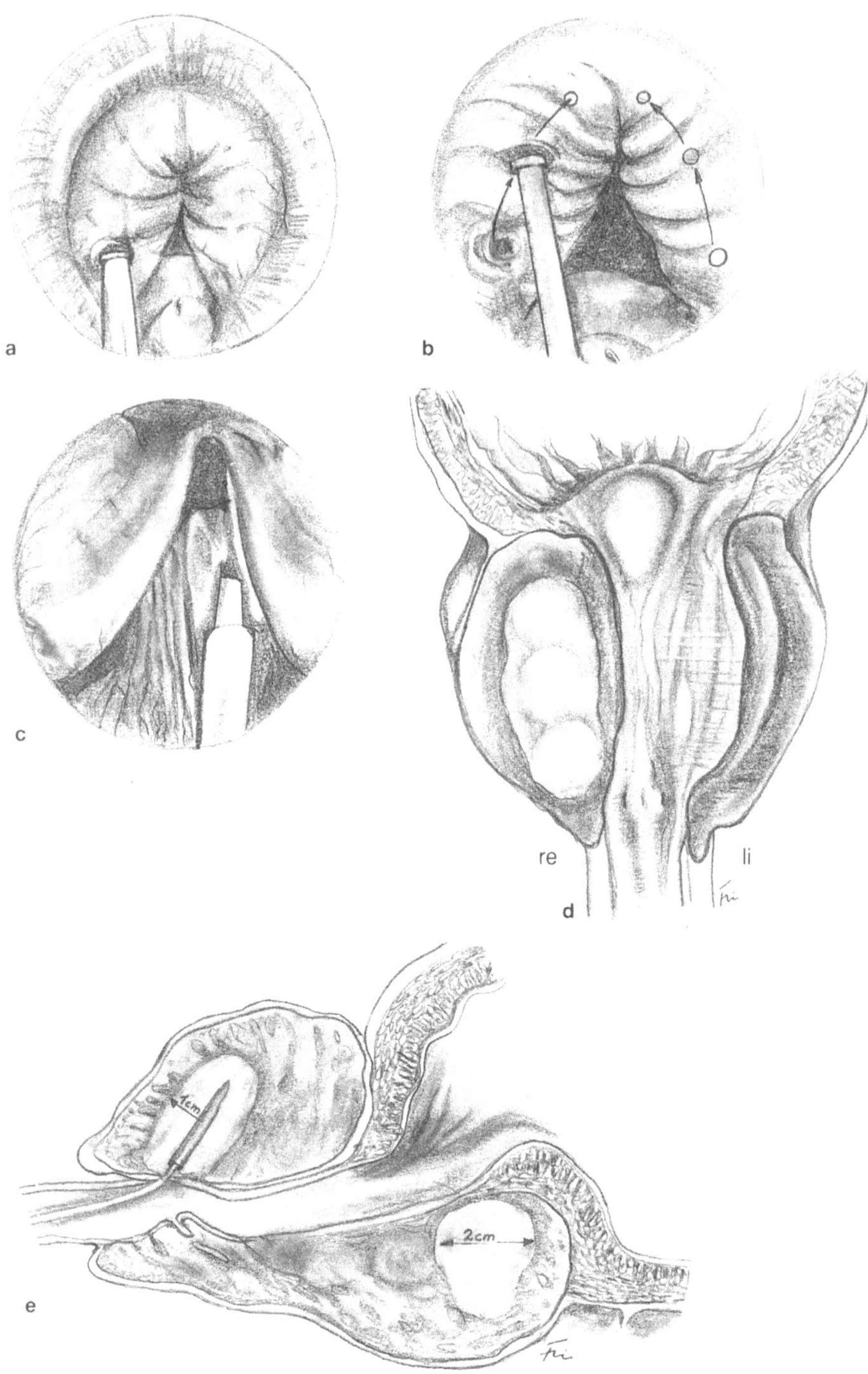

Abb. 4.42 a–e.

in die nächste Position gebracht. Die Zahl der Applikationen pro Lappen hängt von der Größe ab.

- Apikal unmittelbar proximal des Sphinkter externus beginnend, sollten die Punktionen in einem Winkel von ca. 25–35° (in der Frontalebene gegen die Längsachse der Urethra) erfolgen.
- In der Sagittalebene sollten die Lichtleiter möglichst parallel zur Urethra zu liegen kommen (also in caudo-cranialer bzw. leicht ventraler, nicht in dorsaler Richtung), bei voluminösen Lappen auch fächerförmig.
- Im Abstand von ca. 1–1,5 cm folgen zum Blasenhals hin weitere Applikationen, so daß sich die einzelnen Koagulationsareale überlappen.
- Der Mittellappen wird ein- oder mehrfach in Richtung des Blasenlumens punktiert.

Perkutan transperinealer Zugang. Beim transperinealen Zugang (Abb. 4.43 a–c) wird der Lichtleiter mit Hilfe der transrektalen Ultrasonographie mit Zielrichtung in die Prostata eingestochen, wobei sich jeder beliebige Punkt exakt punktieren läßt. Die Zahl der Punktionen wird von der Größe und Konfiguration der Prostata bestimmt. Die Punktion erfolgt mit einer speziellen Trokarkanüle, nach Entfernen des Trokars wird der Lichtleiter in der Hülse in dieselbe Position vorgeschoben, die vorher der Trokar innehatte. Anschließend wird die Hülse zurückgezogen, wodurch der Lichtleiter frei wird.

Sonstige Verfahren

Die sonstigen in der Literatur beschriebenen experimentellen Verfahren konnten keine Bedeutung erlangen (Hardie et al. 1990, Kandel et al. 1986, Watson et al. 1991).

Vor- und Nachteile gegenüber operativen Verfahren

Die Vorteile der Laserverfahren bestehen gegenüber den herkömmlichen operativen Verfahren in erster Linie in der geringen intra- und perioperativen Morbidität. In aller Regel können auch Hochrisikopatienten therapiert werden. Es kommt zu erheblich geringerem Blutverlust. Das Einschwemmungsrisiko entfällt ebenso wie die daraus resultierenden kardialen Risiken. In der Regel gelingt

Abb. 4.42. a–e. Interstitielle Laserkoagulation bei Prostatahyperplasie. **a** Plazierung der Lasersonde in Höhe des Colliculus seminalis, rechter Prostataseitenlappen. **b** Weitere Punktion des rechten Prostataseitenlappens entlang einer gedachten Mittellinie, aufsteigend und in Richtung Harnblase. **c** Punktion des Mittellappens. **d** Zustand nach 3maliger Punktion des rechten Prostatalappens (rechts); 6 Wochen später nach Schrumpfung bzw. Resorption des hyperplastischen Prostatalappens (links). **e** Seitenansicht: Positionierung der Lasersonde in der hyperplastischen Prostata (Sagittalschnitt)

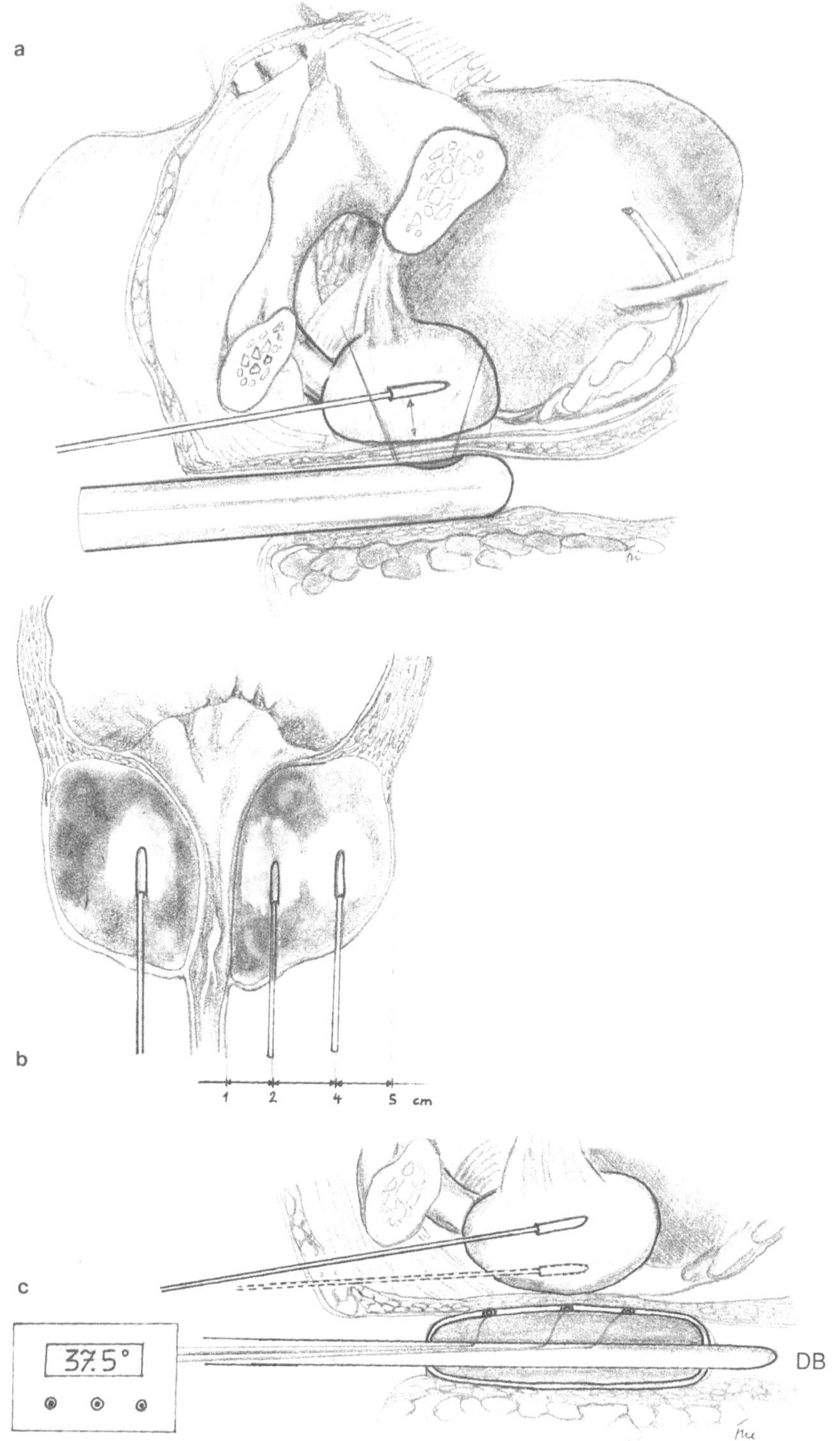

Abb. 4.43 a–c.

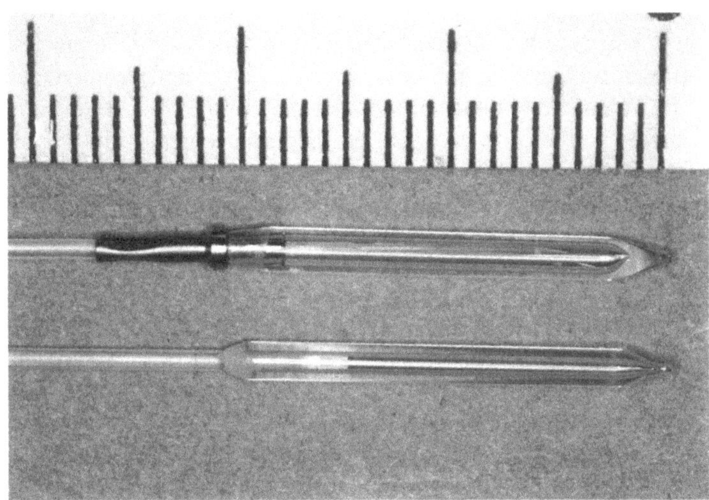

Abb. 4.44. Lasersonden für die interstitielle Laserapplikation

es, den Blasenhals zu erhalten, so daß eine retrograde Ejakulation vermieden werden kann. Prinzipiell ist eine ambulante Durchführung möglich, in jedem Fall sind die Hospitalisierungszeiten deutlich kürzer als bei operativen Verfahren. Trotz der relativ hohen Kosten für die Applikationssysteme und die vorzuhaltenden Geräte sind die Behandlungskosten insgesamt wahrscheinlich geringer.

Der Hauptnachteil der Laserverfahren besteht in der verzögert einsetzenden Wirkung. Äußerst selten jedoch dauert es 1 bis 3 Monate bis zum überzeugenden Wirkungseintritt, in Einzelfällen lassen sich zystoskopisch Nekrosereste auch noch nach 6 Monaten nachweisen. Die Mehrheit der Patienten erreicht kurze Zeit nach dem Eingriff befriedigende Miktionsverhältnisse, die sich in der Folge kontinuierlich verbessern.

Der protahierte Verlauf erklärt sich dadurch, daß die entstehenden Nekrosen abgestoßen (bei den transurethralen Verfahren) bzw. resorbiert (bei den interstitiellen Verfahren) werden müssen.

Kontrolluntersuchungen

Zur Kontrolle bzw. Messung des Therapieerfolgs dienen die bereits präoperativ erhobenen Untersuchungsverfahren.

Abb. 4.43. a Transrektale Ultraschallkontrolle der Lage der Lasersonde in der Prostata (Sagittalschnitt) **b** Nekroseareale im Bereich der Prostata entsprechend der Lage der Lasersonden (Querschnitt). **c** Rektal positionierter Doppelballonkatheter mit Thermofühlern, (DB), Kontrolle der Temperaturverteilung während der interstitiellen Laserapplikation

- Bis zur Entfernung des meist intraoperativ eingelegten suprapubischen Blasenkatheters: engmaschige Urinkontrolle, ggf. Prophylaxe bzw. Therapie einer Harnwegsinfektion. Irritative Symptome, die in der initialen postoperativen Phase auftreten können, bedürfen einer symptomatischen Behandlung.
- Verlaufskontrollen nach 1, 3 und 6 Monaten. Dann jährliche Kontrollen.

Kontraindikationen

- Bei sehr großen Prostatae ist die ILK nicht sinnvoll, die Grenze muß allerdings individuell gezogen werden und richtet sich außer nach der absoluten Größe und der Konfiguration der Prostata auch nach dem Grad der Obstruktion sowie der Qualität der Harnblase.

4.8.2 Prostatakarzinom

Die beschriebenen Verfahren sind sinngemäß nach einer TUR oder alternativ auch für eine palliative Therapie des Prostatakarzinoms zur Beseitigung einer infravesikalen Obstruktion angezeigt.

Literatur

Assimos DG, McCullough DL, Woodruff RD, Harrison LH, Hart LJ, Li WJ (1991) Canine transurethral laser-induced prostatatectomy. J Endourol 5: 145–149

Beisland HO (1990) Laserbehandlung des lokalisierten Prostatakarzinoms. In: Staehler G, Fabricius PG (Hrsg). Das Prostatakarzinom. Diagnostik und Therapie, Springer, Berlin Heidelberg New York Tokyo, S 97–101

Böwering R, Hofstetter A, Keiditsch E, Frank F (1979) Irradiation of prostatic carcinoma by Neodymium-YAG laser. In: Optics and Photonics Applied to Medicine. SPIE Proc 211: pp 16–20

Camey M, Le Duc A (1980) Preliminary study of the action of the Yag laser on canine prostatic adenoma and experimental urethral stenosis. Eur Urol 6: 175–179

Costello AJ, Bowsher WG, Bolton DM, Braslis KG, Burt J (1992a) Laser ablation of the prostate in patients with benign prostatic hypertrophy. Br J Urol 69: 603–608

Costello AJ, Johnson DE, Bolton DM (1992b) Nd:YAG laser ablation of the prostate as a treatment for benign prostatic hypertrophy. Lasers Surg Med 12: 121–124

Cowles RS (1992) A prospective randomized study comparing transurethral resection of the prostate and visual laser ablation of the prostate. Lasers Surg Med 4 [Suppl]: 79

Daughtry JD (1992) Transurethral contact laser resection of the prostate. J Urol 147 [Suppl] 201A

Daughtry JD, Rodan BA (1993) Transurethral laser prostatectomy: A comparison of contact tip mode and lateral firing free beam mode. J Clin Laser Med Surg 11: 21–28

Frank F, Hessel S (1990) Technische Voraussetzungen für die interstitielle Thermotherapie mit dem Nd:YAG Laser. Lasermedizin 0: 36–40

Hardie EM, Stone EA, Spaulding KA, Cullen JM (1990) Subtotal canine prostatatectomy with the neodymium: yttrium-aluminium-garnet laser. Vet Surg 19: 348–355

Hessel S, Frank F (1990) Technical prerequisites for the interstitial thermo-therapiy using the Nd:YAG laser. In: Katzir A (ed) Optical fibers in medicine V. SPIE Proc 1201: pp 233–238

Hofstetter A (1991) Interstitielle Thermokoagulation (ITK) von Prostatatumoren. Lasermedizin 7: 179

Hofstetter A (1992) Laser in der Urologie: Neuere Entwicklungen und Forschungsprojekte. Lasermedizin 8: 69–72

Hofstetter A, Muschter R, Hessel S, Keiditsch E (1992) Laser induced thermotherapy in benign prostatic hyperplasia – State of the art. Medtech 3: 67

Johnson DE, Costello AJ, Wishnow KI (1991) Transurethral laser prostatectomy using a right angle laser delivery system. Lasers Surg Med 3 [Suppl]: 76

Johnson DE, Price RE, Cromeens DM (1992) Pathologic changes occuring in the prostate following transurethral laser prostatectomy. Lasers Surg Med 12: 254–263

Kabalin JN (1993) Laser prostatectomy performed with a right angle firing neodymium: YAG laser fiber at 40 Watts power setting. J Urol 150: 95–99

Kandel LB, Harrison LH, McCullough DL, Boyce WH, Woodruff RP, Dyer RB (1986) Transurethral laser prostatectomy: Creation of a technique for using the neodymium: yttrium aluminium garnet (YAG) laser in the canine model. J Urol 135 [Suppl] 110A

McCullough DL (1991) This month in investigative urology: transurethral laser treatment of benign prostatic hyperplasia. J Urol 146: 1126–1127

McNicholas TA, Carter StC, Wickham JEA, O'Donoghue EPN (1988) YAG laser treatment of early carcinoma of the prostate. Br J Urol 61: 239–243

Muschter R, Hofstetter A (1992) „Thermische" Therapie der benignen Prostatahyperplasie. MMW 134: 630–634

Muschter R, Hofstetter A, Hessel S, Keiditsch E, Rothenberger K-H, Schneede P, Frank F (1992a) Hi-Tech of the prostate: Interstitial laser coagulation of benign prostatic hyperthrophy. In: Anderson RR (ed) Laser surgery: Advanced characterization, therapeutics, and systems III, SPIE Proc 1643, pp 25–34

Muschter R, Hofstetter A, Hessel S, Keiditsch E, Schneede P (1992b) Interstitial laser prostatectomy – Experimental and first clinical results. J Urol 147 [Suppl]: 346A

Muschter R, Hessel S, Hofstetter A, Keiditsch E, Rothenberger K-H, Schneede P, Frank F (1993) Die interstitielle Laserkoagulation der benignen Prostatahyperplasie. Urologe [A] 32: 273–281

Roth RA, Aretz HT (1991) Transurethral ultrasound-guided laser-induced prostatectomy (TULIP procedure): A canine prostate feasibility study. J Urol 146: 1128–1135

Sander S, Beisland HO (1984) Laser in the treatment of localized prostatic carcinoma. J Urol 132: 280–281

Schulze H, Martin W, Engelmann U, Senge T (1993) TULIP – transurethrale ultraschallgeführte laserinduzierte Prostatektomie: Eine Alternative zur TURP? Urologe [A] 32: 225–231

Shanberg AM, Tansey LA, Baghdassarian R (1985) The use of the neodymium YAG laser in prostatotomy. J Urol 133 [Suppl]: 196 A

Stein B (1992) Transurethral resection of benign prostatic hyperplasia with advanced Nd:YAG laser surgical systems. Heraeus, Hanau

Vahlensieck W, Schoeneich G, Vogel J (1990) Adjuvante transurethrale Laserbehandlung des Prostatakarzinoms mit dem 70° Umlenkprisma. Urologe [B] 30: 231–234

Watson GM, Perlmutter A, Shah T (1991) A laser baloon for prostatic outflow obstruciton. J Endourol 5 [Suppl]: S90

5 Photodynamische Diagnose (PDD) und Therapie (PDT) des oberflächlichen Harnblasenkarzinoms

M. Kriegmair, R. Baumgartner

5.1 Theoretische Grundlagen

Die photodynamische Diagnostik und Therapie beruht auf der Wechselwirkung zwischen Licht, in der Regel Laserlicht, fluoreszierenden lichtempfindlichen Substanzen, sog. Photosensibilisatoren und molekularem Sauerstoff im Gewebe (Dougherty u. Marcus 1992). Seit etwa 1960 ist bekannt, daß Porphyringemische, wie das Hämatoporphyrinderivat (HpD) nach i. v.-Verabreichung in Tumoren in erhöhter Konzentration vorliegen, verglichen zur gesunden Umgebung (Lipson u. Baldes 1960). Im Jahr 1975 wurde die erste Photodynamische Therapie beim Harnblasenkarzinom durchgeführt (Kelly u. Shell 1976).

Das Prinzip der photodynamischen Diagnose und Therapie ist in Abb. 5.1 gezeigt. Der Photosensibilisator (in Abb. 5.1 symbolisch mit S gekennzeichnet) reichert sich 2 bis 3 Tage nach i. v.-Applikation im Harnblasenkarzinom an. Zu diesem Zeitpunkt findet man die 2- bis 5fache Konzentration der Substanz im Tumor im Vergleich zum gesunden Gewebe. Die Ursache für diesen Konzentrationsunterschied liegt in der erhöhten Fähigkeit der Tumorzellen, mit dem Photosensibilisator beladene Lipoproteine zu binden. Zusätzlich wird das Speicherverhalten durch ein gestörtes Gefäß- und Lymphsystem im Tumor begünstigt.

Grundlage der Diagnostik und Therapie ist die Lichtabsorption durch die photosensibilisierenden Porphyringemische. Bei Bestrahlung mit Licht im violetten Spektralbereich um 400 nm wird dabei die typische Rotfluoreszenz der Porphyrine angeregt. Da der Konzentrationsunterschied der Substanz direkt mit der Fluoreszenz korreliert, kann diese zur visuellen Tumorerkennung genutzt werden. Ziel ist dabei, mit dem bloßen Auge endoskopisch nicht erfaßbare Tumorfrühstadien sichtbar zu machen.

Über den diagnostischen Einsatz hinaus können Porphyrine zum Zweck der Therapie genutzt werden. Dazu wird die Harnblase mit rotem Laserlicht bei einer Wellenlänge von 630 nm bestrahlt. Trotz der verminderten Absorption der Porphyrine wurde dieser Spektralbereich aufgrund der hohen Eindringtiefe ins Gewebe ausgewählt. Sie ist mit 3–5 mm 20- bis 30fach höher als für violettes Licht, das wie beschrieben zur Fluoreszenzanregung genutzt wird. Die photodynamische Therapie eignet sich dennoch ausschließlich zur Zerstörung ober-

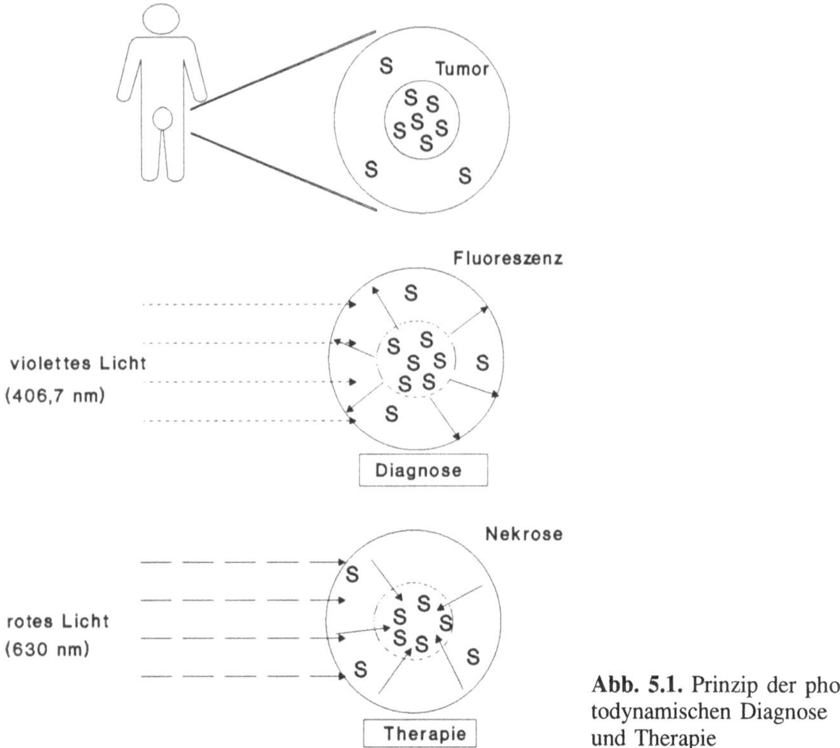

Abb. 5.1. Prinzip der photodynamischen Diagnose und Therapie

flächlicher Tumoren. Die therapeutische Wirkung entfaltet sich durch Energieübertragung von angeregtem Photosensibilisator auf Sauerstoffmoleküle.

Dabei wird hochreaktiver Sauerstoff (Singlett-Sauerstoff) erzeugt, der lebensnotwendige Strukturen, wie z. B. Membranen von Mitochondrien zerstört. Zusätzlich zeigen klinisch-experimentelle Untersuchungen einen weitreichenden Zusammenbruch des Tumorkapillarsystems. Schließlich führen die photodynamisch verursachten Schäden an Zellen und Vaskularisation zu einer kompletten Tumorzerstörung. Eine langandauernde, vermutlich unspezifische Immunstimulation wird als zusätzlicher therapeutischer Effekt gewertet (Nseyo et al. 1990). Damit ist diese Methode hervorragend geeignet, oberflächliche maligne Gewebsareale effizient und kurativ zu behandeln.

Die therapeutisch eingesetzten Photosensibilisatoren reichern sich tumorselektiv an und können nach Lichtanregung nicht nur zytotoxisch wirken, sondern auch fluoreszieren. Dies bildet die Basis für die Methode der Fluoreszenzzystoskopie, die es erlaubt, endoskopisch schwer oder nicht erkennbare präkanzeröse Veränderungen, mikropapilläre Tumoren und das Carcinoma in situ optisch darzustellen.

Werden systematisch zu applizierende Photosensibilisatoren, wie das Photofrin oder Photosan-3 zur Fluoreszenzdiagnostik eingesetzt, dann bedarf es zur Unterdrückung der Gewebeeigenfluoreszenz einer aufwendigen Bildverarbeitungstechnik (Baumgartner et al. 1992). Dies läßt sich jedoch umgehen, wenn man 5-Aminolävulinsäure (ALA), ein Ausgangsprodukt der Hämbiosynthese, einsetzt. Nach mehreren Reaktionsschritten in den Mitochondrien und im Zytosol werden hochreine Porphyrinmonomere, in erster Linie das Protoporphyrin IX, synthetisiert. Die zusätzliche Gabe von ALA durch intravesikale Instillation stimuliert die Protoporphyrinsynthese in effizienter Weise. Die somit induzierte endogene Fluoreszenz ist so stark, daß sie im Gegensatz zu den systemisch zu applizierenden Photosensibilisatoren mit dem bloßen Auge während der Zystoskopie sichtbar ist (Kriegmair et al. 1992).

5.2 Photodynamische Diagnostik (PDD)

Indikation

Nach transurethralen Resektionen von Harnblasentumoren hängen die Rezidiv- und Progressionsraten wesentlich vom Vorkommen des Carcinoma in situ und präkanzeröser Veränderungen (Dysplasien I–III, atypische Hyperplasien, Leukoplakien) in der verbleibenden Mukosa ab. Es handelt sich hierbei um flache Urothelläsionen, die bei konventioneller Endoskopie nur schwer oder nicht erkennbar sind. Teilweise können sie auch in der völlig blanden Mukosa verborgen liegen (Althausen et al. 1976; Flamm u. Dona 1989; Smith et al. 1978). Diese Veränderungen lassen sich mit der Fluoreszenzzytoskopie diagnostizieren. Die Indikation zur photodynamischen Untersuchung der Harnblase beschränkt sich gegenwärtig, aufgrund geringer Kapazitäten, auf die im folgenden aufgeführten Risikopatienten:

- mehr als 2 Rezidive innerhalb der letzten 6 Monate,
- Carcinoma in situ in der Anamnese,
- multifokale Tumoren,
- wiederholt zytologisch positive Befunde ohne endoskopischen und histologischen Tumornachweis.

Operatives Vorgehen

- Die photodynamische Diagnostik bzw. Fluoreszenzzytoskopie dient der Erfassung flacher präkanzeröser und maligner Neoplasien, die mit dem bloßen Auge schlecht oder nicht erkennbar sind.

Zusätzlich kann eine Videodokumentation der intraoperativen Befunde erfolgen. Die Fluoreszenzbilder werden dabei von einer Bildverstärkerkamera, die den roten Spektralbereich erfaßt ($\lambda > 600$ nm), aufgezeichnet. Endoskopische Befunde werden mittels einer handelsüblichen Videofarbkamera dokumentiert (Abb. 5.2). Das Procedere beginnt mit der intravesikalen Applikation von pH-neutraler 3 % 5-Aminolävulinsäurelösung (gepuffert in $NaHCO_3$). Auf eine zumindest einstündige Expositionszeit vor Beginn der Fluoreszenzdiagnostik ist zu achten. Die Zytoskopie erfolgt unter Ausleuchtung der Harnblase mit violettem Laserlicht. Inzwischen kann an Stelle eines UV-Lasers normales UV-Licht verwendet werden. Präkanzeröse Mukosaläsionen und Tumore fluoreszieren dabei hellrot. Diese fluoreszierenden Bezirke werden gezielt biopsiert und anschließend laserkoaguliert (Nd:YAG) (Abb. 5.3).

Vorteile

- In-situ-Diagnosen von Dysplasien, Carcinoma in situ, mikropapillären Tumoren:
- Reduktion der Biopsien auf fluoreszenzpositive Befunde;
- hohe Sensitivität gegenüber Randombiopsie, Zytologie und Flowzytometrie;
- gute Sichtverhältnisse bei blutig tingierter Spüllösung, da violettes Licht kaum vom Hämoglobin reflektiert wird;
- Möglichkeit der Neodym-YAG-Laserkoagulation unter Fluoreszenzdiagnose.

Nachteile

- Zusätzlicher Kostenaufwand durch die modifizierten OP-Instrumente und die 5-Aminolävulinsäureinstillation.

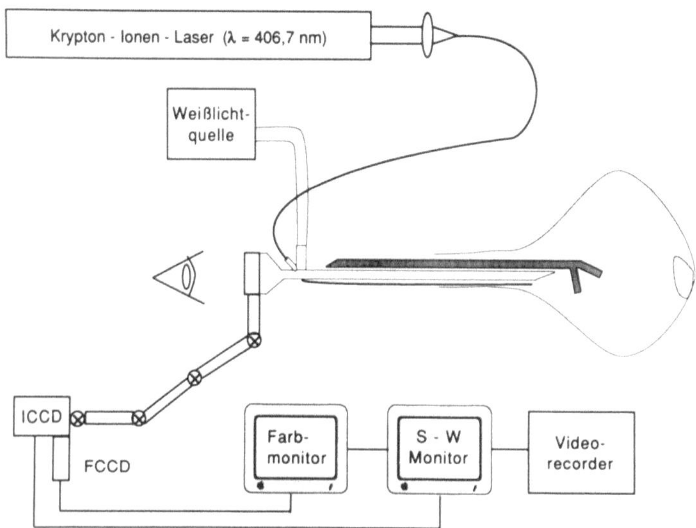

Abb. 5.2. Schematischer Aufbau zur Fluoreszenzcystokopie mit Videodokumentation

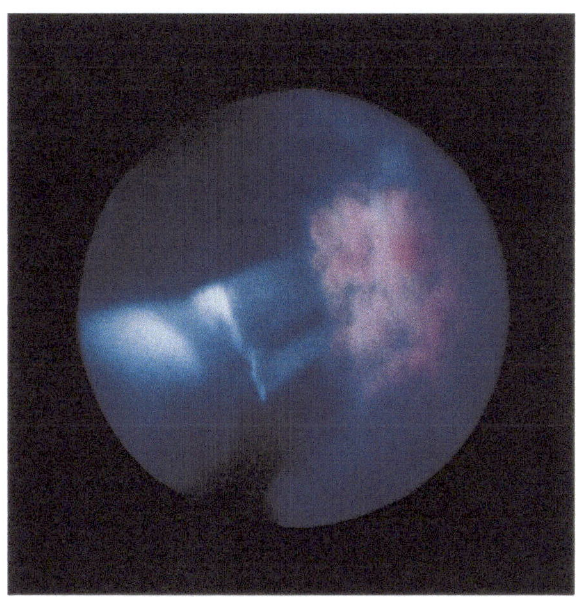

Abb. 5.3. Fluoreszenzzystoskopische Aufnahme rotfluoreszierender mikropapillärer Tumoren

Kontraindikationen

- Vesikorenaler Reflux,
- Niereninsuffizienz: Kreatinin > 2,5 mg %,
- Leberinsuffizienz: Bilirubin > 3 mg %,
- Transaminasen mehr als das Doppelte des oberen Normgrenzwerts,
- Quickwert < 60 %, Cholinesterase < 2 000 U/L, GT > 60 U/l,
- Leukozyten ≤ 3 500, Thrombozyten < 100 000,
- Schwangerschaft,
- Patienten mit Porphyrie und/oder Porphyrinallergie.

Instrumentarium

Die photodynamische Diagnose und Therapie befindet sich zum gegenwärtigen Zeitpunkt in einer klinisch experimentellen Phase. Die Ausführung des Instrumentariums unterliegt demnach der aktuellen Entwicklung und klinischen Erfahrung mit dieser Methode. Die folgende Auflistung gibt den Stand der Technik wieder.

- Substanz:
  - 5-Aminolävulinsäurehydrochlorid (Merck, Darmstadt),
  - 3 %-ig gelöst in $NaHCO_3$ (pH=7),
  - Instillation von 50 ml intravesikal,
  - Instillationszeit länger als 60 min,

- Lichtquelle:
  - Kryptonionenlaser, bzw. normales UV-Licht,
  - Wellenlängen: λ = 406,7 nm und 413,5 nm („multiline violett"),
  - Ausgangsleistung: > 300 mW.
- Anregungsfaser:
  - 500 μ Plastikfaser mit bikonischer Spitze (Sonderanfertigung),
  - Abstrahlwinkel > 60,
  - Lichtleistung am Ende der Faser ca. 200 mW.
- Endoskop (Abb. 5.4):
  - integrierte Biopsiezange,
  - integrierte Anregungsfaser (Sonderanfertigung).
- Beobachtung:
  - mit bloßem Auge über Endoskop
- Dokumentation:
  - Gliederoptik von Endoskop zu Kamerasystem,
  - Farb-CCD-Kamera für Weißlichtbeobachtung,
  - intensified CCD-Kamera für Fluoreszenzbildaufnahmen,
  - elektromechanische Umschaltung zwischen den Kameras (Sonderanfertigung),
  - Dokumentation durch Videorecorder (U-matic).

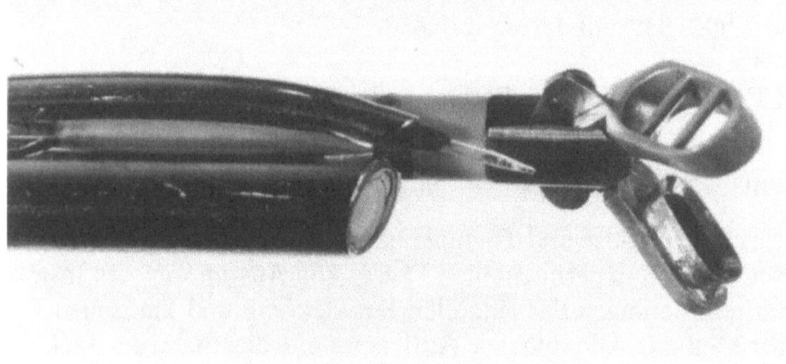

Abb. 5.4. Biopsiezange passend für ein 26 CH-Rückspülresektoskop mit integrierter Anregungsfaser

5.3 Photodynamische Therapie (PDT)

Indikationen

Beim rezidivierenden oberflächlichen Harnblasenkarzinom liegt eine kanzerogene Disposition der gesamten Urothelschleimhaut vor. Ein kurativer Therapieansatz erfordert daher eine integrale Behandlung der gesamten Mukosa. Nach erfolgloser Chemo- oder Immunophrophylaxe insbesondere nach frustraner BCG Instillationstherapie stellt sich die Indikation zur Zystektomie. Diesen Patienten kann alternativ die photodynamische Therapie als letzter Versuch einer möglichen Organerhaltung angeboten werden (Kriegmair et al. 1992). Im einzelnen stellen sich die Indikationen wie folgt dar:

- rezidivierendes, multifokales Carcinoma in situ,
- rezidivierende multifokale mikropapilläre Tumoren (TaG_{1-3}).
- Zustand nach frustraner BCG- oder Chemoinstillationsbehandlung,
- Indikation zur radikalen Zystektomie.

Operatives Vorgehen

- Zur photodynamischen Therapie werden synthetische Porphyrine i. v. appliziert. Zur klinischen Anwendung kommen Photofrin (2,5 mg/ml) und Photosan-3 (3,3 mg/ml). Es handelt sich dabei um oligomere Substanzgemische aus Pophyrinringen die durch Esterbrücken gekoppelt sind. Die integrale Bestrahlung der Harnblase erfolgt dann 48 h nach i. v.-Applikation. Hierzu wird ein Durchspülinstrument in die Harnblase eingebracht. Bei den oft vielfach voroperierten Patienten und den damit verbundenen vulnerablen Schleimhautverhältnissen gewährleistet die kontinuierliche Dauerspülung ungetrübte Bestrahlungsverhältnisse. Die Lichtabsorption durch Hämoglobin wird reduziert und die Bestrahlung homogenisiert. Der Druck der einlaufenden Spüllösung (NaCl 0,9 %) bzw. die Höhe des Spülkanisters wird so gewählt, daß die Harnblase sich eben glatt entfaltet. Dann wird das hierzu notwendige Volumen an Spüllösungen bestimmt. Aus diesem Volumen und der am sphärischen Strahler gemessenen Leistung errechnet sich die notwendige Bestrahlungszeit (s. Instrumentarium Dosimetrie, Tabelle 5.1). Nach erneuter Füllung der Harnblase mit dem zuvor für die Entfaltung der Harnblase notwendigen Spüldruck wird der sphärische Strahler zentral in der Harnblase positioniert. Hierzu dient als Hilfsmittel ein Ureterkatheter CH 3 der über den gleichen Arbeitsansatz wie die Quarzglasfaser geschoben wird. Das Rückspülinstrument wird dann mittels eines Stativs fixiert und die Bestrahlung über den errechneten Zeitraum durchgeführt.

Für die photodynamische Therapie beim Harnblasenkarzinom gelten folgende Eckwerte:

- Substanzdosis (Photofrin/Photosan-J) 1,5–2 mg/kgKG,

Tabelle 5.1. Bestrahlungszeiten für die photodynamische Therapie der Blase in Abhängigkeiten der Lichtleistung (*L*) dem Blasenvolumen (*V*), der Blasenoberfläche (*F*), bzw. dem Blasendurchmesser (*d*).

V [cm^3]	100	120	140	160	180	200	220	240	260	280	300	320	340	360	380
F [cm^2]	104	118	130	143	154	165	176	187	197	207	217	226	236	245	254
d [cm^2]	5,8	6,1	6,4	6,7	7,0	7,3	7,5	7,7	7,9	8,1	8,3	8,5	8,7	8,8	9,0
L [W]															
1,00	26:03	29:25	32:36	35:38	38:33	41:21	44:04	46:41	49:15	51:45	54:11	56:34	58:54	61:11	63:26
1,20	21:42	24:31	27:10	29:42	32:07	34:27	36:43	38:55	41:03	43:07	45:09	47:08	49:05	50:59	52:51
1,40	18:36	21:01	23:17	25:27	27:32	29:32	31:28	33:21	35:11	36:58	38:42	40:24	42:04	43:42	45:18
1,60	16:17	18:23	20:22	22:16	24:05	25:51	27:32	29:11	30:47	32:20	33:52	35:21	36:49	38:14	39:39
1,80	14:28	16:20	18:07	19:48	21:25	22:58	24:29	25:56	27:22	28:45	30:06	31:25	32:43	33:59	35:14
2,00	13:01	14:42	16:18	17:49	19:16	20:40	22:02	23:21	24:38	25:52	27:05	28:17	29:27	30:35	31:43
2,20	11:50	13:22	14:49	16:12	17:31	18:48	20:02	21:13	22:23	23:31	24:38	25:43	26:46	27:49	28:50
2,40	10:51	12:15	13:35	14:51	16:04	17:14	18:21	19:27	20:31	21:34	22:34	23:34	24:32	25:30	26:26
2,60	10:01	11:19	12:32	13:42	14:49	15:54	16:57	17:57	18:57	19:54	20:50	21:45	22:39	23:32	24:24
2,80	09:18	10:30	11:39	12:44	13:46	14:46	15:44	16:41	17:35	18:29	19:21	20:12	21:02	21:51	22:39
3,00	08:41	09:48	10:52	11:53	12:51	13:47	14:41	15:34	16:25	17:15	18:04	18:51	19:38	20:24	21:09
3,20	08:08	09:12	10:11	11:08	12:03	12:55	13:46	14:35	15:23	16:10	16:56	17:41	18:24	19:07	19:49
3,40	07:40	08:39	09:35	10:29	11:20	12:10	12:58	13:44	14:29	15:13	15:56	16:38	17:19	18:00	18:39
3,60	07:14	08:10	09:03	09:54	10:42	11:29	12:14	12:58	13:41	14:22	15:03	15:43	16:22	17:00	17:37
3,80	06:51	07:44	08:35	09:23	10:09	10:53	11:36	12:17	12:58	13:37	14:15	14:53	15:30	16:06	16:41

- Lichtdosis 15–20 Jcm^2
- Leistung am Faserende (sphärischer Strahler) 1,5–2,5 W,
- Blasenvolumen 150–220 ml,
- Bestrahlungszeiten 20–60 min.

Vorteile

- Selektive Zerstörung von prämalignen und malignen Mukosaläsionen,
- Möglichkeit des Organerhalts bei konservativ-austherapierten Harnblasenkarzinompatienten.

Nachteile

- Generelle Photosensibilisierung der Haut über 6–8 Wochen, keine direkte Sonnenlichtexposition für 30 Tage! (Dougherty et al. 1990),
- Ausbildung einer Schrumpfblase (Risiko < 10 %) und Hydronephrose (Risiko < 1 %),
- zum Teil ausgeprägte dysurische und algurische Beschwerden einschließlich Makrohämaturie und suprapubische Schmerzen für 2–4 Wochen,
- Risiko eines systemischen Progresses durch Verzögerung der radikalen Operation. Im eigenen Krankengut wurde bei 20 Patienten jedoch keine systemische Progression beobachtet.

Kontrolluntersuchungen

- In 3monatigem Abstand nach photodynamischer Therapie: Kontrollzystoskopien, wenn möglich einschließlich der Fluoreszendiagnose (PDD) und gezielter Probeentnahme;
- zusätzlich empfiehlt sich die Entnahme eine Spülzytologie sowie die Durchführung einer Nephrosonographie.

Kontraindikationen

- Invasives Wachstum (Stadium T2 und mehr);
- Blasenkapazität < 200 ccm;
- positive Biopsie der prostatischen Urethra oder Prostata;
- gestörte Nieren- und/oder Leberfunktion (Kreatinin > 2,5 mg/dl, SGOT, SGPT, alkalische Phosphatase, wenn mehr als das Doppelte des Normalwerts überschritten wird, Gesamtbilirubin > 2 mg/dl);
- Leukozyten < 3 500, Thrombozyten < 100 000;
- Schwangerschaft;
- Patienten mit Porphyrie und/oder Porphyrinallergie.

Instrumentarium

Die photodynamische Diagnose und Therapie befindet sich zum gegenwärtigen Zeitpunkt in der klinisch experimentellen Phase. Die Ausführung des Instrumentariums unterliegt demnach der aktuellen Entwicklung und klinischen Erfahrung mit dieser Methode. Die folgende Übersicht gibt den Stand der Technik (1993/94) wieder.

- Substanz:
  - Photofrin 2,5 mg/ml,
  - Photosan-3 3,3 mg/ml,
  - i. v.-Injektion von 2 mg/kg/KG;
- Lichtquelle:
  - Argon-Ionenlaser, gepumpter Farbstofflaser,
  - Emissionswellenlänge: λ=630 nm (zu überprüfen mit Handmonochromator),
  - kontinuierliche Ausgangsleistung: 2,7 W (Lasersystem: Coherent Lambdaplus);
- Applikator:
  - 400 μ Quarzglasfaser mit adaptierter Streukugel (∅ 2,5 mm),
  - zentrale Positionierung des Applikators in der Blase mit Uretherkatheter,
  - Fixierung des Endoskops mit Stativ,
  - Bestrahlungskatheter mit Möglichkeit zu On-line-Dosimetrie (Abb. 5.5);
- Dosimetrie:
  - Berechnung der Blasenoberfläche aus dem Volumen (glatte Entfaltung der Harnblasenwand),
  - Berechnung der Bestrahlungszeit aus Blasenoberfläche und Lichtleistung an der Applikationspitze für eine Gesamtlichtdosis von 151J/cm^2 (Tabelle 5.1). Dazu wird ein Leistungsmeßgerät (Sonderanfertigung) verwendet,

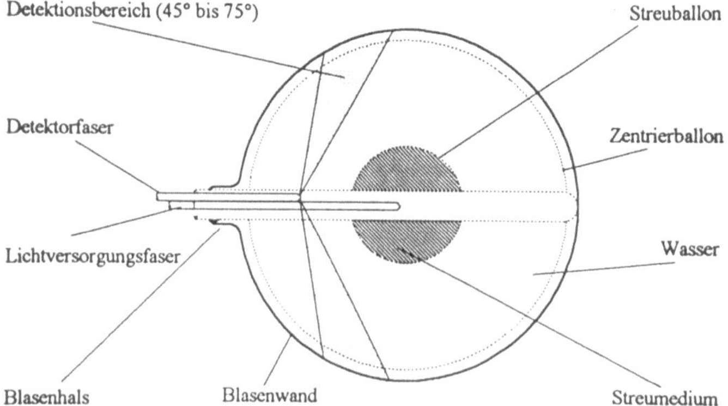

Abb. 5.5. Schematische Darstellung des Bestrahlungskatheters mit integrierter Bestrahlungs- und Dosimetriefaser

das auch für die Messung diffus abstrahlender Applikatoren geeignet ist. Während der Leistungsmessung befindet sich die Applikatorspitze in steriler Kochsalzlösung,
- optional: fasergestützte Dosimetrieeinheit zur individuellen Bestimmung der Gesamtlichtmenge in der Blase (Marynissen et al. 1989; Pangratz et al., in Vorbereitung).

Literatur

Althausen AF, Prout GR jr, Daly JJ (1976) Noninvasive papillary carcinoma of the bladder associated with carcinoma in situ. J Urol 116: 575

Baumgartner R, Kriegmair M, Jocham D, Hofstetter A, Huber R, Karg O, Häussinger K (1992) Photodynamic diagnosis (PDD) of early stage malignancies – Preliminary results in urology and pneumology. In: Mang TT (ed) Physiological monitoring and early detection diagnostic methods. SPIE Prog 1641. xx, xx, p 107

Dougherty TJ, Marcus SL (1992) Photodynamic therapy. Eur J Cancer 28A/10: 1734

Dougherty TJ, Cooper MT, Mang TS (1990) Cutaneous phototixic occurrences in patients receiving photofrin. Lasers Surg Med 10: 185

Flamm J, Dona S (1989) The significance of bladder quadrant biopsies in patients with primary superficial bladder cancer. Eur Urol 16: 81

Kelly IF, Snell ME (1976) Hematoporphyrinderivat: Apossible aid in the diagnosis and therapy of carcinoma of the bladder. J Urol 115: 150

Kriegmair M, Baumgartner R, Hofstetter A (1992) Intravesikale Instillation von Delta-Aminolävulinsäure (ALA) – Eine neue Methode zur photodynamischen Diagnostik und Therapie. Lasermedizin 8: 83

Kriegmair M, Baumgartner R, Hofstetter A (1992) Photodynamische Behandlung des oberflächlichen Harnblasenkarzinoms. MMW 134: 635

Lipson RL, Baldes EJ (1960) The photodynamic properties of a particular hematoporphyrin derivate. Arch Dermatol 82: 508

Marynissen JPA, Jansen H, Star WM (1989) Treatment system for whole bladder wall photodynamic therapy with in vivo monitoring and control of light dose rate and dose. J Urol 142: 1351

Nseyo UO, Whalen RK, Duncan MR et al. (1990) Urinary cytokines following photodynamic therapy for bladder cancer: A preliminary report. Urology 36: 167

Pongratz T, Beyer W, Hofstetter A (in Vorbereitung) Lichtdosimetrie für die photodynamische Lasertherapie in der Harnblase. In: Waidelich W (Hrsg) Laser in der Medizin

Smith G, Elton RA, Beynin LL, Newsam JE, Chishol, GD, Hargreave TB (1978) Prognostic significance of biopsy results of normal looking mukosa in cases of superficial bladder cancer. J Urol 120: 57

6 Lithotripsie von Harnleitersteinen

A. Hofstetter, N. Schmeller, A. Ehsan,

Der Einsatz der extrakorporalen Stoßwellenlithotropsie (ESWL) bei Harnleitersteinen wird international nicht einheitlich gehandhabt. Während die meisten deutschen Autoren die ESWL als Methode der ersten Wahl ansehen, setzen einige amerikanische Autoren wie auch wir, insbesondere bei prävesikalen Steinen die Ureteroskopie primär ein. Wir bevorzugen dieses Vorgehen, um den Patienten schnell und wenig invasiv vom Stein zu befreien. Dies um so mehr, als wir jetzt in der Lage sind, mit Hilfe eines Spezialkatheters die meisten Steine des unteren und mittleren Ureter-Drittels blind, d. h. ohne Ureteroskopie zu zerstören. Dieses Verfahren ist aber nur mit der Laserlithotripsie unter Verwendung des von uns konzipierten gepulsten Farbstofflasers mit automatischer Steinerkennung (Lithognost®) durchführbar (Batter et al. 1990; Dretler 1990; Engelhardt et al. 1988; Hofmann et al. 1990; Pertusa et al. 1991; Schmeller et al. 1989, 1990, 1991; Weissmüller et al. 1991). Für die ureteroskopische Lithotropsie stehen neben dem Laser elektrohydraulische und luftgetriebene mechanische Lithotripsieverfahren zur Verfügung (Bagley 1990; Morgenthaler et al. 1990; Schmeller 1991; Segwa 1990).

Indikation

- Impaktierte Harnleitersteine,
- Steine, die durch die ESWL nicht zerstört werden konnten,
- Steine im unteren und mittleren Ureterdrittel.

Präoperative Untersuchungen

Abdomenübersicht, Ultraschall, Infusionsurogramm.

Operatives Vorgehen

- Ureterstein mit Harnstauungsniere und Fieber: Legen einer perkutanen Nierenfistel, Antibiotika, dann Laserlithotripsie (LL);
- impaktierter Harnleiterstein, keine Harnstauung, keine Dauerkoliken, Spontanabgang nicht zu erwarten: ESWL;
- ESWL ohne Erfolg oder Harnleiterstein im unteren und mittleren Drittel, rezidivierende Koliken, Spontanabgang nicht zu erwarten: LL;

- *Ureterorenoskopie* (starre oder flexible Endoskope, 6,8–8,5 Charr) unter Verwendung von Lasersonden zwischen 200 und 220 Mikrometer, gepulster Farbstofflaser (Lithognost®) mit automatischer Steinerkennung zur Lithotropsie. Mit diesem Laser sind Leistungen bis 150 mJ erreichbar, die ausreichen, über 90 % der Harnsteine zu zerstören.
  Neben dem gepulsten Farbstofflaser kann auch der Alexandrit- und Nd:YAG-Laser eingesetzt werden. Die Nachteile beim Alexandritlaser liegen v. a. darin, daß es bei 60 mJ bereits zu einem deutlichen Glasfaserabbrand kommt, während beim Nd:YAG-Laser ein optomechanischer Koppler zur Erzeugung der Schockwelle notwendig ist. Die heutigen optomechanischen Koppler sind zu groß, um mit ihnen im Harnleiter vernünftig arbeiten zu können.
  Beim Einführen des Ureteroskops möglichst geringen Spülstrom verwenden, um den Stein nicht hochzuspülen, dann Vorschieben des geschlossenen Dormiakörbchens am Stein vorbei und Öffnen des Körbchens proximal vom Stein. Entfernen der Kunststoffhülse des Dormiakörbchens, um so Platz für die Laserfaser zu schaffen. Wenn der Stein unter der Laserlithotripsie auseinanderbricht, Einfangen der größeren Steinkonkremente mit dem Dormiakörbchen (Abb. 6.1 a), anschließend vorsichtige Extraktion des Konkrementes oder Zertrümmerung des Steines, bis nur noch Sand vorliegt (Abb. 6.1 b). Dieser Steinsand wird belassen, da er auf natürlichem Wege ausgespült wird.
- Zytoskopie und Einlegen des Laserkatheters nach Hofstetter (Fa. Angiomed) in den Harnleiter, bis Steinkontakt erreicht ist (Röntgenkontrolle mit oder ohne Kontrastmittel) (Abb. 6.2 a, b, 6.3 a–f). Nach Steinkontakt Zurückziehen des Katheters 2–3 mm und Ausfahren der Lasersonde. Zerschießen des Steines. Sollte der Stein hierbei in größere Fragmente zerbrechen, Ausfahren des Dormiakörbchens und Einfangen des Steines, anschließend weitere Zerkleinerung, bis nur noch Steinsand vorhanden ist. Zurückziehen des Dormiakörbchens in den Katheterschaft und Hochschieben des Katheters bis in das Nierenbecken. Daraufhin Entfernung des gesamten Innenlebens des Laserkatheters, während die Katheterhülse als Drainage im Harnleiter zurückbleibt. Diese Drainage ist aber nur notwendig, wenn es sich um einen impaktierten Stein gehandelt hat oder bei Zustand nach ESWL. Zwei Tage später kann die Laserkatheterhülse entfernt werden.

Vorteile

- Gegenüber ESWL: Patient ist sofort steinfrei, freie Urinpassage, keine Steinstraße;
- gegenüber offener Operation: minimal invasiver Eingriff;
- gegenüber Lithoklast®, elektrohydraulische Sonden: blinde Anwendung möglich, keine Perforation des Ureters.

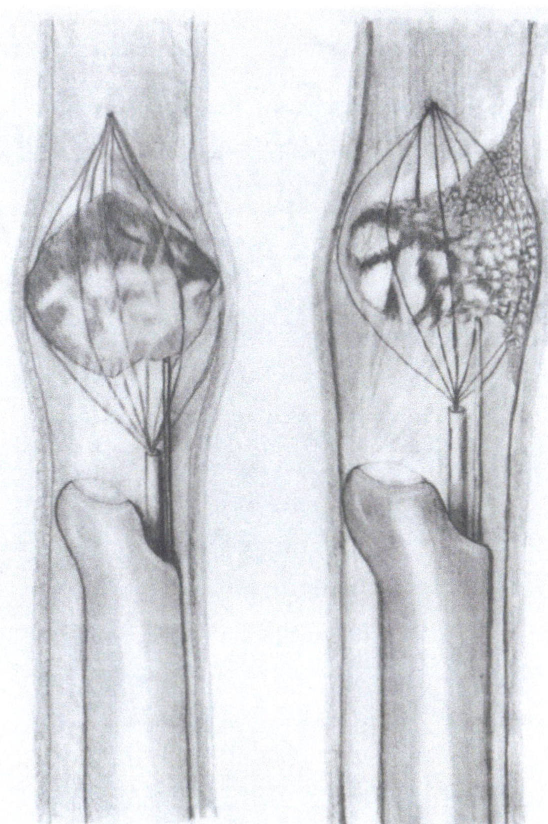

Abb. 6.1. a–b. Ureteroskopische Lithotropsie: *(links)* Einfangen des Uretersteins mit dem Dormiakörbchen, *(rechts)* Zerstörung des Steins durch laserinduzierte Schockwellen

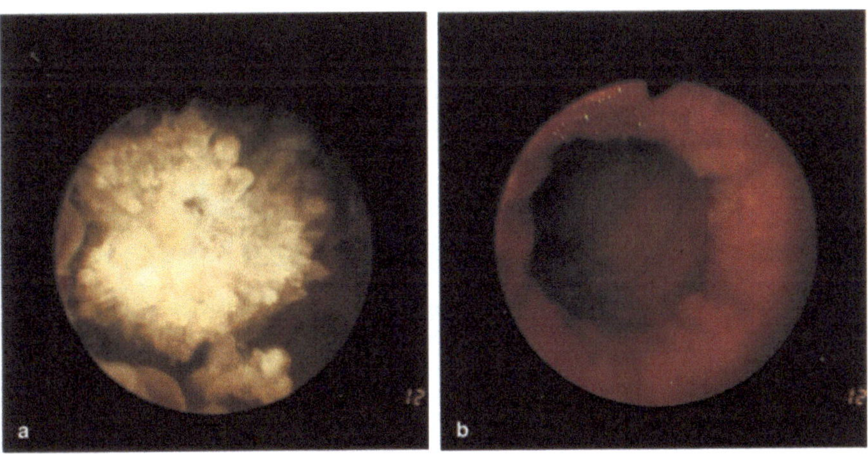

Abb. 6.2. a, b. Impaktierter Harnleiterstein: **a** vor der Behandlung, **b** Zustand nach Laserlithotripsie

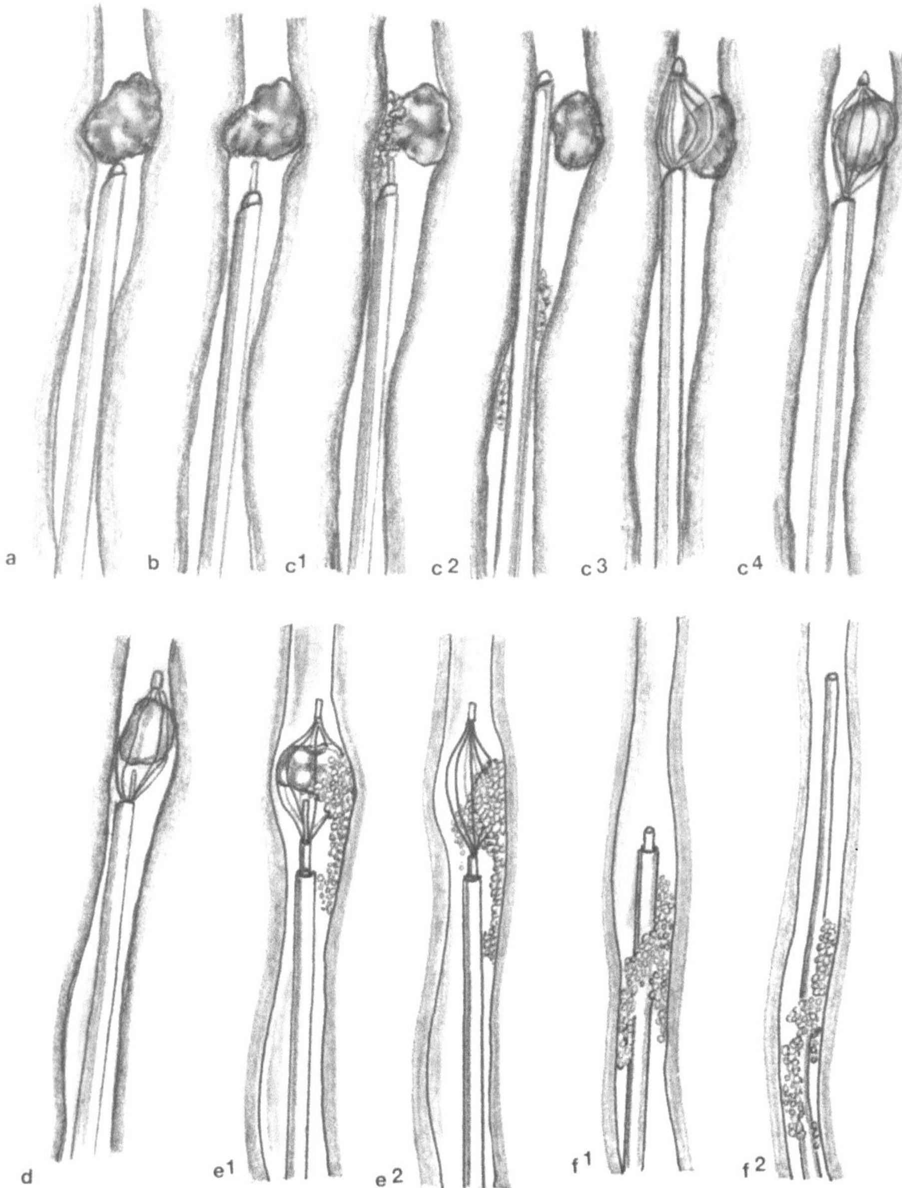

Abb. 6.3. a–f. Ureterolithotripsie unter Verwendung des Laserkatheters nach Hofstetter: **a** Einführung des Laserkatheters und Kontaktaufnahme mit dem Stein, **b** Zurückziehen des Katheters um 2–3 mm und Ausfahren der Lasersonde, **c** Zerstörung des Steins durch die laserinduzierte Schockwelle und Einfangen der größeren Konkremente mit dem Dormiakörbchen, **d** Ausfahren der Lasersonde und weitere Schockwellenapplikation, **e** staubförmige Zerstörung des im Dormiakörbchen festgehaltenen Harnleitersteins durch laserinduzierte Schockwellen, **f** nach vollständiger Zerstörung des Steins Entfernung des gesamten Innenlebens des Laserkatheters und Hochschieben der Katheterhülse zur Drainage des Nierenbeckens

Kontraindikationen

- Nierensteine: Hier sollte je nach Größe eine ESWL oder perkutane Litholapaxie erfolgen. Bei Ausgußsteinen ist die Kombination beider Verfahren indiziert.

Instrumentarium

In der Klinik hat sich der blitzlampengepumpte Farbstofflaser (Lithognost®) mit automatischer Steinerkennung bewährt. Außerdem werden von verschiedenen Firmen Alexandritlasersysteme angeboten, die jedoch den Nachteil der geringen Belastbarkeit haben. Damit ist ihre Leistungsfähigkeit eingeschränkt. Zur optimalen Ausnutzung der gepulsten Nd:YAG-Laser bei der Steinzerstrümmerung sind optomechanische Koppler erforderlich, die jedoch wegen ihrer Größe im Harnleiter schlecht einsetzbar sind.

Der von uns zusammen mit der Firma *Telemit* entwickelte Farbstofflaser (Lithognost®) benutzt als Lasermedium Rodamin XG, das eine Wellenlänge von 594 nm hat. Unser Laser verfügt über eine automatische Rückkopplungsabschaltung, die mit dem Laserlicht arbeitet, das in den ersten 10 ns des Laserpulses von der Oberfläche des Harnsteins bzw. Harnleiters zurückgestreut wird. Dieses Licht wird durch dieselbe Quarzglasfaser zurückgeleitet und analysiert. Grundlegende Arbeiten (Engelhardt et al. 1988; Schmeller et al. 1990) haben gezeigt, daß biologisches Gewebe und Harnsteine sicher unterschieden werden können. Liegt also kein Steinsignal vor, dann wird der Laserpuls mit Hilfe eines Polarisators sofort unterbrochen, indem die Polarisationsebene um 90° gedreht wird. Bis zu diesem Moment sind nur etwa 10 % der gesamten Leistung des Laserpulses ausgetreten, so daß eine Schädigung der Harnleiterwand sicher vermieden werden kann.

Der *Alexandritlaser* arbeitet mit einer Wellenlänge von 755 nm und maximaler Ausgangsleistung von 60–70 mJ. Aufgrund der Wellenlänge, die bei schwarzer Oberfläche stark absorbiert wird, ist dieser Laser besonders für die Fragmentierung von reinen Oxalatmonohydratsteinen geeignet (Schmeller 1991). Bei hellgefärbter Steinoberfläche dagegen ist die Absorption so gering, daß kaum eine Steinfragmentation zu erwarten ist.

Der gepulste *Nd:YAG-Laser* erlaubt nur in Kombination mit einem optomechanischen Koppler eine Schockwellenerzeugung. Die Versuche mit sphärisch polierten Quarzglasfasern konnten sich aufgrund der geringen mechanischen Belastbarkeit nicht durchsetzen (Hofmann et al. 1990; Schmeller et al. 1989, 1991; Weissmüller et al. 1991).

Literatur

Bagley DH (1990) Removal of upper urinary tract calculi with flexible ureteropyeloscopy. Urology 35: 412–416

Bhatta KM, Rosen DJ, Flotte TJ, Dretler SP, Nishioka NS (1990) Effects of shielded and unshielded laser and electrohydraulix lithotripsy on rabbit bladder. J Urol 143: 857–860

Dretler SP (1990) An evaluation of ureteral laser lithotripsy: 225 consecutive patients. J Urol 143: 267–272

Engelhardt R, Meyer W, Hering P (1988) Spectroscopy during laserinduced shoackwave lithotripsy. Spie Proc 906, p 63

Hofmann R, Hartung R, Schmidt-Kloiber H, Reichel E (1990) Laserlithotripsie mit dem Neodym-YAG Laser. Urologe A 29: 300–303

Morgentaler A, Bridge SS, Dretler SP (1990) Management of the impacted ureteral calculus. J Urol 143: 263–266

Pertusa C, Albisu A, Acha M, Blasco M, Llarena R, Arregui P (1991) Lithotropsy with the alexandrite laser: Our initial 100 clinical cases. Eur Urol 20: 269–271

Schmeller N (1991) Stone fragmentation capacities of different lasers and EHL in monohydrate, cystine and struvite urinary calculi. In: Jocham D, Thüroff JW, Rübben H (eds) Investigative Urology 4, Springer, Berlin Heidelberg New York Tokyo, S 212–215

Schmeller N, Hofstetter A, Kriegmair M, Frank F, Wondrazek F (1989) Intrakorporale Stoßwellenlithotropsie mit den Nd: YAG Laser. Fortschr Med 108: 559–62

Schmeller N, Kriegmair M, Liedl B, Hofstetter A, Muschter R, Thomas S, Knipper A (1990) Laserlithotripsie mit automatischer Abschaltung bei Gewebekontakt. Urologie A 29: 309–312

Schmeller N, Liedl B, Kriegmair M, Hofstetter A (1991) Elektrohydraulische im Vergleich zur laserinduzierten Lithotripsie von Harnleitersteinen. Urologe A 30: A64

Segura JW (1990) Surgical management of urinary calculi. Semin Nephrol 10: 53–63

Weissmüller J, Schafhauser W, Schrott KM, Hochberger JH, Ell C (1991) Laserlithotripsie von Harnleitersteinen. Eigene Erfahrungen. Urologe A 30: 333–336

7 Zukunftsperspektiven

A. Hofstetter

Der Lasereinsatz in der Medizin eröffnet ein weites Feld neuer operativer Möglichkeiten bis hin zu Eingriffen an der normalen und tumorös veränderten Zelle selbst. So könnte ich mir gut vorstellen, daß abgesehen von den Einflüssen der verschiedenen Wellenlängen auf die zellphysiologischen Abläufe, gezielte Manipulationen an Zellorganellen oder am Zellkern bzw. der DNS möglich sein werden. Neben dem Einsatz der sog. „optischen Pinzette" denke ich auch an den Einsatz photodynamischer Systeme. So müßte es möglich sein über virale Vektoren photosensibilisierende Substanzen oder photosensibilisierende Zytostatika in die DNA einzuschleusen, um somit eine Sensibilisierung für bestimmte Wellenlängen des Laserlichts zu erreichen. Zudem sind die diagnostischen Möglichkeiten der RAMAN-Spektroskopie für Gasanalysen, des Laserröntgens zur Darstellung von zellulären Ultrastrukturen oder der Photoablation bzw. -disruption zum Aufbrechen molekularer Strukturen bei weitem noch nicht erforscht.

Abgesehen von einem etwaigen Lasereinsatz in der Molekularbiologie und Gentechnik sind die derzeitigen Laseroperationsverfahren noch verbesserungs- und erweiterungsfähig. Dies hängt im wesentlichen von der zukünftigen Entwicklung der Glasfasertechnik ab, die es uns vor mehr als 20 Jahren zum ersten Mal ermöglichte, den Laser endoskopisch einzusetzen und dann im Laufe der vergangenen 20 Jahre das heutige breite Indikationsfeld für den Lasereinsatz schaffte.

Somit ist dem Laser in Abhängigkeit von der Entwicklung der Glasfasertechnik ein entscheidender Schritt hin zur minimal-invasiven Operationstechnik gelungen. Er wird hier aber nicht stehen bleiben, sondern, wie oben bereits erwähnt, bis in die Ultrastrukturen auf zellulärer Ebene vordringen und eines Tages operative Eingriffe ermöglichen, die wir heute nur erahnen können.

Anhang

Instrumentarium

Das Laserinstrumentarium setzt sich zusammen aus: Lasergerät, Transmissionssystem (gewöhnlich Quarzglasfasern, beim CO_2-Laser: Spiegelarmsystem) und speziellen Handstücken bzw. Endoskopen oder Endoskopeinsätzen. Sämtliche Endoskophersteller haben ihre Instrumente für den Lasereinsatz kompatibel gemacht – dies gilt sowohl für die Non-touch- und die Kontakttechnik als auch für die interstitielle Laserapplikation.

Im folgenden seien einige Beispiele dargestellt:

Besonders interessant ist das Multiskop nach Hofstetter, Baumgartner und Kriegmair der Firma Storz, mit dem sowohl Fluoreszenzdiagnostik, berührungsfreie Neodym-YAG-Tumorzerstörung als auch eine Resektion des koagulierten Gewebes möglich ist.

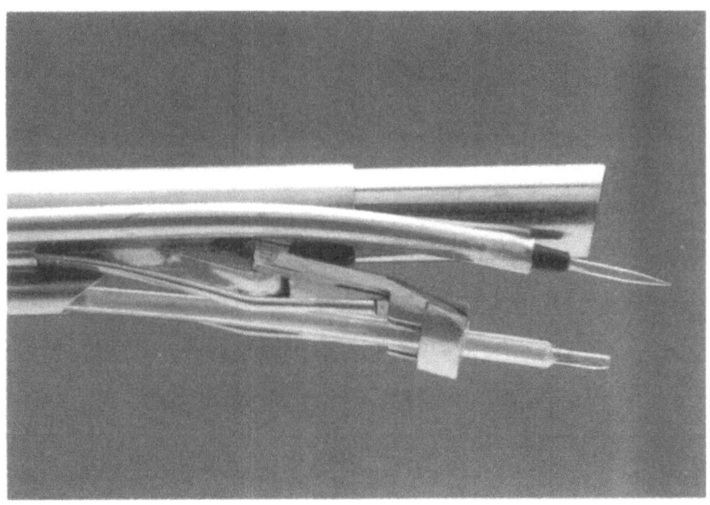

Abb. A.1. Multiskop® mit Laserfasern für Fluoreszenzdiagnostik und Nd-YAG-Laserbestrahlung von Tumoren

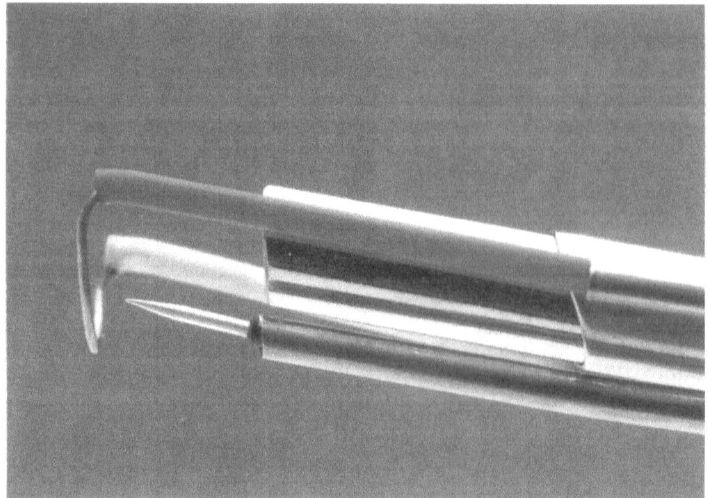

Abb. A.2. Multiskop mit Schlingeneinsatz und Kryptonlaserfaser zur Fluoreszenzdiagnostik

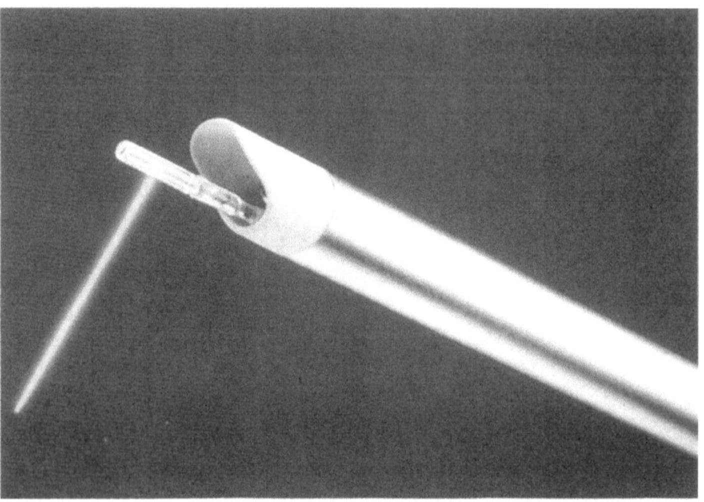

Abb. A.3. Spitze eines Resektionsschaftes, 24 Charr, mit einer Side-fire-Laserfaser (Firma Olympus)

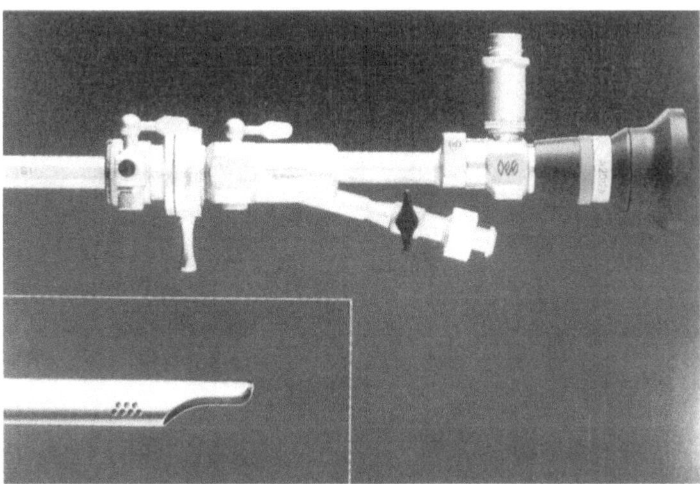

Abb. A.4. Standardresektoskop, 24 Charr, mit dem neu entwickelten Laserfasertransporteur A 2746 (Firma Olympus)

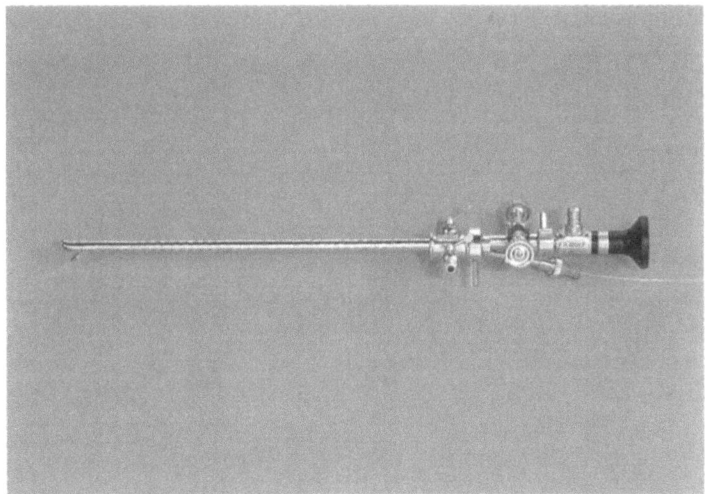

Abb. A.5. Laserzytoskop (Firma Wolf)

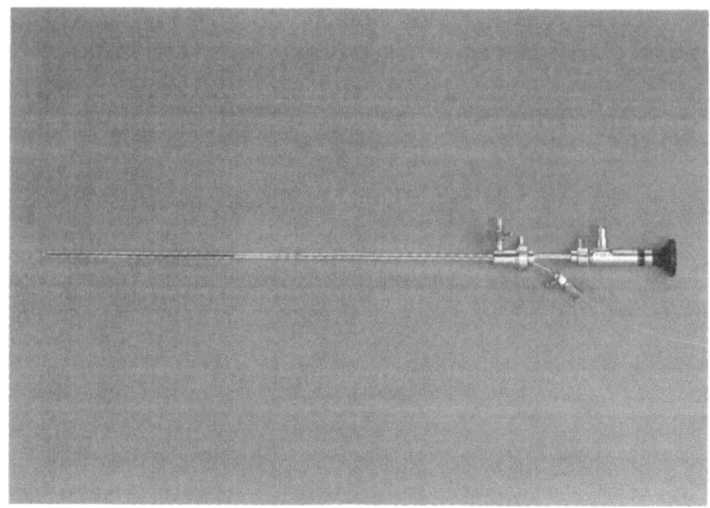

Abb. A.6. Laserureterorenoskop (Firma Wolf)

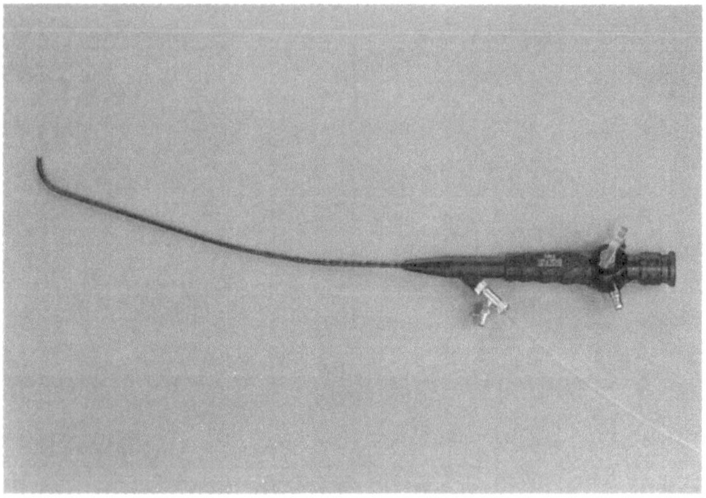

Abb. A.7. Flexibles Laserzytoskop

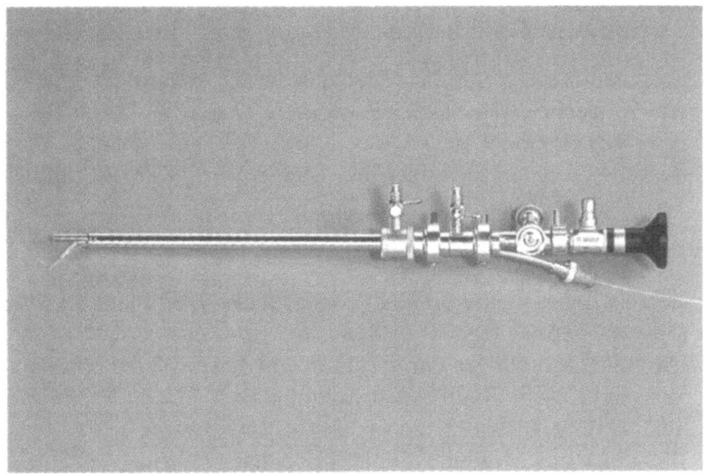

Abb. A.8. Perkutanes Lasernephroskop (Firma Wolf)

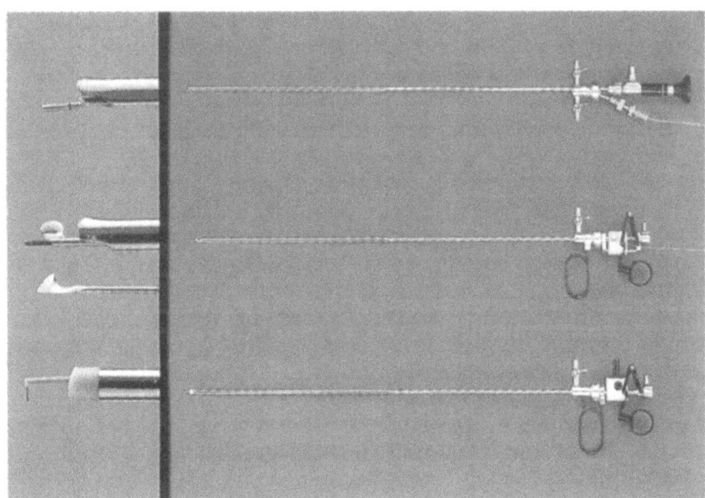

Abb. A.9. PAN-Endoureterorenoskop (Firma Wolf)

Die wichtigsten Laserhersteller:

- Aesculap-Meditec GmbH, Medical Laser Systems, Postfach 1, Am Ruhstein 7, D-90562 Heroldsberg, Tel.: 09 11/5 66 59-0, Fax: 09 11/5 66 59 49
- Baasel Lasertech, Petersbrunner Straße 1b, D-82319 Starnberg, Tel.: 0 81 51/77 60
- Dornier Medizintechnik GmbH, Industriestr. 15, D-82110 Germering, Tel.: 84 10 80
- Heraeus Instruments GmbH, Postfach 15 63, Heraeusstraße 12–14, D-63450 Hanau, Tel.: 0 61 81/3 51
- Jenoptik Technologie GmbH, D-07739 Jena, Tel.: 0 36 41/65 30 45
- Sharplan Lasers GmbH, Am Lohmühlbach 12a, D-85356 Freising, Tel.: 0 81 61/98 80-0
- Technolas Laser Technik GmbH, Lochhamer Schlag 19, D-82166 Gräfelfing bei München, Tel.: 0 89/8 58 56-0, Fax: 0 89/8 54 56 10

Endoskophersteller:

- Karl Storz GmbH & Co., Postfach 230, D-78503 Tuttlingen, Tel.: 0 74 61/70 80
- Olympus Winter & Ibe GmbH, Kuehnstraße 61, D-22045 Hamburg, Tel.: 0 40/6 69 66-0
- Richard Wolf GmbH, Postfach 11 64-65, D-76434 Knittlingen, Tel.: 0 70 43/35-0

Sachverzeichnis

C

D

L

O

P

T